Factores Predictivos

Cinthia Carola Peredo Rojas

Factores Predictivos de Hiperbilirrubinemia Neonatal

Factores de riesgo maternos, perinatales y neonatales

Editorial Académica Española

Imprint
Any brand names and product names mentioned in this book are subject to trademark, brand or patent protection and are trademarks or registered trademarks of their respective holders. The use of brand names, product names, common names, trade names, product descriptions etc. even without a particular marking in this work is in no way to be construed to mean that such names may be regarded as unrestricted in respect of trademark and brand protection legislation and could thus be used by anyone.

Cover image: www.ingimage.com

Publisher:
Editorial Académica Española
is a trademark of
International Book Market Service Ltd., member of OmniScriptum Publishing Group
17 Meldrum Street, Beau Bassin 71504, Mauritius

Printed at: see last page
ISBN: 978-620-2-14864-1

FACTORES PREDICTIVOS DE HIPERBILIRRUBINEMIA NEONATAL

RESUMEN.

Antecedentes: La ictericia se define como la coloración amarillenta de piel y mucosas secundaria a niveles anormalmente altos de bilirrubina sérica (hiperbilirrubinemia). De acuerdo a estadísticas revisadas, la hiperbilirrubinemia afecta al 60% de recién nacidos a término y al 80% de prematuros, siendo por tanto uno de los problemas más frecuentes del periodo neonatal. La etiología incluye diferentes factores del recién nacido, de la madre, y/o perinatales. Las complicaciones pueden ser serias e incapacitantes.

Objetivo: Describir los factores de riesgo maternos, perinatales y neonatales que se asocian con mayor frecuencia al desarrollo de hiperbilirrubinemia en los neonatos nacidos en el Hospital Obrero N°2 – Caja Nacional de Salud en el periodo comprendido entre Octubre y Diciembre 2015.

Material y método: Se realizó un estudio transversal, descriptivo, de tipo cuali – cuantitativo que incluyo a neonatos nacidos en el HON°2-CNS en el periodo de tiempo establecido, se aplicó criterios de inclusión y exclusión para delimitar la muestra, se aplicó planillas de recolección de datos que recababan información sobre factores de riesgo materno, perinatal, neonatal. Se realiza mediciones de bilirrubina transcutánea a intervalos determinados de tiempo, y de acuerdo a los resultados se clasifica a los neonatos según Normograma de Bhutani; posteriormente se estima el RR y OR de cada factor de riesgo, se identifica a los factores de riesgo que incrementan la probabilidad del neonato de presentar hiperbilirrubinemia severa.

Resultados: De los 337 neonatos incluidos en el estudio, 108 (32%) presentaron valores de bilirrubina transcutánea que de acuerdo al Normograma de Bhutani se encuentran en la Zona de Riesgo Intermedio-Alto y Zona de Alto Riesgo para desarrollar hiperbilirrubinemia severa. El hallazgo de estos valores fue más frecuente entre las 48 y 72 horas. Los factores de riesgo estudiados que mostraron mayor relevancia fueron los siguientes: Edad materna < 20 años (RR 2,36), madre primigesta (RR 3,19), Hijo previo con hiperbilirrubinemia (RR 2,5), Nacimiento por cesárea (RR 1,7), Ligadura tardía de cordón en parto (RR1,6), Incompatibilidad ABO (RR 1,5), Uso de oxitocina en parto (RR 1,6), APGAR < o = 6 al primer minuto (RR1,9), Sexo masculino (RR 1,2), Prematurez (RR 1,8), Pérdida de peso patológica (RR 2,3), Policitemia (RR 1,9), Cefalohematoma (RR 1,84), Fiebre (RR 1,3), Eliminación de meconio después de 12 horas (RR 1,5), Lactancia materna exclusiva (RR 1,4), Lactancia materna exclusiva insatisfactoria (RR 2,02). **Conclusiones:** Uno de cada tres neonatos que cursan sus primeros 7 días de vida podría presentar hiperbilirrubinemia significativa y es más frecuente que esto ocurra el segundo y tercer día de vida. Los factores de riesgo maternos más influyentes para el desarrollo de hiperbilirrubinemia fueron la edad materna menor a 20 años, ser madre primigesta y tener el antecedente de un hijo con hiperbilirrubinemia. Entre los factores de riesgo perinatales la cesárea, la ligadura tardía de cordón en los partos, la incompatibilidad de grupo ABO, el uso de oxitocina y el APGAR < o = a 6. De los factores de riesgo neonatales para desarrollo de hiperbilirrubinemia los más significativos fueron la lactancia materna exclusiva insatisfactoria, la pérdida de peso patológica, la prematurez, el sexo masculino, la policitemia, los cefalohematomas, la eliminación de meconio posterior a las 12 horas de vida.

PREDICTIVE FACTORS OF NEONATAL HYPERBILIRUBINEMIA

SUMMARY.

Background: Jaundice is defined as yellowing of the skin and secondary to abnormally high levels of serum bilirubin (hyperbilirubinemia) mucous. According to revised statistics, hyperbilirubinemia affects 60% of term infants and 80% of premature and is therefore one of the most common problems of the neonatal period. The etiology includes different factors newborn, mother, and / or perinatal. Complications can be serious and disabling.
Objective: To describe the factors of maternal, perinatal and neonatal risk associated more frequently to the development of hyperbilirubinemia in neonates born in the Hospital Obrero No. 2 - National Health Fund in the period between October and December 2015.
Material and Methods: A cross-sectional, descriptive study of qualitative type was performed - quantitative enrolling infants born HON°2-CNS in the time period established criteria of inclusion and exclusion to delimit the sample was applied, sheets was applied data collection successfully obtained

information on factors maternal, perinatal, neonatal risk. bilirrubine transcutaneous measurements at predetermined time intervals is performed, and according to the results are classified according nomogram infants Buthani; subsequently it estimated the RR and OR of each risk factor, identifies risk factors that increase the likelihood of severe neonatal hyperbilirubinemia present.

Results: Of the 337 infants enrolled in the study, 108 (32%) had values that transcutaneous bilirubin nomogram according to Bhutani found in the Risk Area Intermediate-High and High Risk Area to develop severe hyperbilirubinemia. The finding of these values was more frequent between 48 and 72 hours. The risk factors studied showed greater importance were: maternal <20 years of age (RR 2.36), primigravida mother (RR 3.19), previous child with hyperbilirubinemia (RR 2.5), caesarean section (RR 1.7), tardive Ligation cordon in childbirth (RR1,6), ABO incompatibility (RR 1.5), use of oxytocin in childbirth (RR 1.6), APGAR <or = 6 in the first minute (RR1,9), male sex (RR 1.2), Pramaturez (RR 1.8), pathological weight loss (RR 2.3), polycythemia (rr 1.9), Cephalohematoma (RR 1.84), fever (RR 1 3) elimination of meconium after 12 hours (RR 1.5), exclusive breastfeeding (RR 1.4), unsatisfactory exclusive breastfeeding (RR 2.02).

Conclusions: One out of three infants enrolled its first 7 days of life could present significant hyperbilirubinemia and is more frequent than this ocurrar the second and third day of life. The most influential factors for the development of hyperbilirubinemia maternal risk were maternal age less than 20 years, be primigravida mother and have a history of a child with hyperbilirubinemia. Among the perinatal risk factors caesarean section late clamping cord in childbirth, ABO incompatibility, use of oxytocin and APGAR <or = to 6. neonatal risk factors for development of the most significant hyperbilirubinemia They were unsatisfactory exclusive breastfeeding, pathological loss of weight, prematurity, male sex, polycythemia, cephalohematomas, removing after 12 hours of life meconium.

FACTORES PREDICTIVOS DE

HIPERBILIRRUBINEMIA NEONATAL

1. INTRODUCCION

La ictericia se define como la coloración amarillenta de piel y mucosas secundaria a niveles anormalmente altos de bilirrubina sérica (hiperbilirrubinemia). Se ha demostrado en el periodo neonatal que la gran mayoría es a expensas de la bilirrubina indirecta, la misma que tiene relevancia clínica debido a su conocida toxicidad neurológica. De acuerdo a estadísticas revisadas, la hiperbilirrubinemia afecta al 60% de recién nacidos a término y al 80% de prematuros, siendo por tanto uno de los problemas más frecuentes del periodo neonatal.

Su incidencia varía ampliamente entre distintos países, así como instituciones; sin embargo es bien conocido que corresponde a una de las principales causas de morbilidad dentro de la unidad de cuidados neonatales.

En este sentido existen varios estudios realizados que nos demuestran la alta incidencia de esta patología en la población neonatal. En el 2003, en Estados Unidos, mediante un extenso estudio se determinó que de 47.801 recién nacidos, 4.3% tuvo valores de bilirrubina en concentraciones en las que la Academia Americana de Pediatría recomienda iniciar un tratamiento intrahospitalario con fototerapia; otras revisiones han encontrado esta misma situación en 5% a 10% de los recién nacidos.

En un estudio del Hospital Universitario Dr. José Eleuterio González ubicado en el noreste de México, la prevalencia de hiperbilirrubinemia indirecta neonatal durante el 2008 fue de 17.0%. En otro estudio realizado en el Hospital de Vitarte ubicado en la ciudad de lima- Perú, durante el año 2013 se pudo observar que la primera causa de hospitalización fue la hiperbilirrubinemia representando el 31% de los pacientes hospitalizados.

Es por ello, que conociendo la elevada frecuencia de la hiperbilirrubinemia neonatal, como también la gravedad de las secuelas que pueden ocasionar, se hace necesario realizar la presente investigación, a fin de determinar los factores de riesgo maternos, perinatales, neonatales asociados que nos permita predecir el desarrollo de la hiperbilirrubinemia en el recién nacido.

2. OBJETIVOS

2.1. OBJETIVO GENERAL

Describir los factores de riesgo maternos, perinatales y neonatales que se asocian con mayor frecuencia al desarrollo de hiperbilirrubinemia en los neonatos nacidos en el Hospital Obrero Nº2 – Caja Nacional de Salud en el periodo comprendido entre Octubre y Diciembre 2015.

2.2. OBJETIVOS ESPECIFICOS

- Clasificar a los neonatos en grupos de riesgo para desarrollo de hiperbilirrubinemia severa según el Normograma de Bhutani.

- Describir la relación entre las horas de vida del recién nacido y la presentación de valores de bilirrubina con Riesgo Intermedio-Alto y Riesgo Alto de Hiperbilirrubinemia severa según Normograma de Bhutani.

- Identificar factores de riesgo maternos para la ocurrencia de hiperbilirrubinemia neonatal.

- Determinar factores de riesgo perinatales para el desarrollo de hiperbilirrubinemia neonatal.

- Señalar factores de riesgo neonatales para el desarrollo de hiperbilirrubinemia.

- Establecer el Riesgo Relativo (RR) y Odds Ratio (OR) de los factores de riesgo identificados en la población estudiada.

- Elaborar instrumento predictivo de hiperbilirrubinemia neonatal.

3. JUSTIFICACION

En la actualidad criterios económicos, la saturación y sobredemanda de los hospitales obligan a programar las altas maternas de forma precoz, antes de las 48 horas de vida del recién nacido. Ello conlleva la aparición de una problemática como el aumento de las hospitalizaciones por hiperbilirrubinemia neonatal en los primeros días de vida. De hecho, al dar las altas neonatales antes de las 36 horas de vida, la hiperbilirrubinemia se convierte en un problema de la pediatría primaria.

La ictericia es uno de los signos más frecuentes en neonatología (30 a 50% de los recién nacidos), careciendo en la mayoría de los casos de significación patológica. No obstante, un 6% a 10% de las hiperbilirrubinemias superan las cifras consideradas fisiológicas y requieren manejo hospitalario.

Sin lugar a dudas la ictericia es un signo frecuente en la etapa neonatal y la producción excesiva de bilirrubina constituye una situación peligrosa que conlleva riesgos importantes, por lo tanto debe vigilarse cuidadosamente.

Esta patología acarrea consecuencias de diversos tipos, ya que representa un alto costo económico, produce gran impacto emocional en los padres y secuelas biológicas importantes en el recién nacido, además de complicaciones derivadas de su tratamiento como las infecciones intrahospitalarias durante su estadía en salas de terapia para fototerapia o incluso la muerte en el caso de la exanguinotransfucion, siendo estas últimas la principal razón de preocupación del personal médico. De esta forma, se destaca la importancia y necesidad de una evaluación adecuada de la hiperbilirrubinemia neonatal en nuestro medio, dirigida en primera instancia a detectar su frecuencia, así como a las características particulares de la población más afectada y factores perinatales asociados.

El Comité de Hiperbilirrubinemia de la Academia Americana de Pediatría (AAP), hace más de diez años estableció que todos los recién nacidos deberían tener una evaluación sistemática para detectar el riesgo de padecer hiperbilirrubinemia grave. Dicha evaluación puede realizarse de dos maneras: a través de la pesquisa universal pre-alta de bilirrubinas séricas y/o bilirrubina transcutánea o por valoración de factores de riesgo.

En el Hospital Obrero N°2 existe una gran afluencia de pacientes, aproximadamente nacen entre 205 y 258 neonatos cada mes, unos 2.500 al año; el año 2015 hubieron 2.763 nacimientos.

Durante el año 2015 se registraron 504 hospitalizaciones en la Unidad de Terapia Intensiva Neonatal del HON°2 – CNS, siendo la hiperbilirrubinemia la primera causa de hospitalización con un 31,5% casi una tercera parte del total de hospitalizaciones.

Es por ello que, conociendo la elevada frecuencia de la hiperbilirrubinemia neonatal, así como la gravedad de las secuelas que puede ocasionar, se vuelve necesario realizar la presente investigación, a fin de identificar los factores de riesgo asociados a esta patología y determinar cuáles de estos predisponen con mayor fuerza al recién nacido a desarrollar hiperbilirrubinemia neonatal severa.

De esta manera, basándose en los factores de riesgo encontrados y la influencia de estos, se podría predecir la ocurrencia de esta patología, detectando de forma temprana a los neonatos en riesgo de padecerla para realizar las conductas necesarias que nos lleven a un diagnostico precoz y un tratamiento oportuno, evitando las complicaciones y las terribles secuelas que podría ocasionar esta patología.

4. MARCO TEORICO

4.1 DEFINICION

La ictericia clínica es un concepto que hace referencia a la coloración amarillenta de piel y mucosas, ocasionada por la impregnación de la piel por la bilirrubina. Por hiperbilirrubinemia se entiende la elevación de bilirrubina por encima de 5 mg/dl.

La hiperbilirrubinemia neonatal refleja un desequilibrio temporal entre la producción y eliminación de bilirrubina. Las causas de ictericia neonatal son múltiples y producen hiperbilirrubinemia directa, indirecta o combinada, de severidad variable. La ictericia en la mayoría de los casos es benigna, pero por su potencial neurotoxicidad, debe ser monitorizada muy de cerca para identificar neonatos que pueden desarrollar hiperbilirrubinemia severa y alteraciones neurológicas inducidas por la bilirrubina. No hay esquemas simples de manejo del recién nacido ictérico, existiendo múltiples variaciones en su manejo.

4.2 EPIDEMIOLOGIA

Este trastorno es uno de las dos entidades clínicas más frecuentes en la edad neonatal (junto con la dificultad respiratoria) y una de las diez primeras causas de morbilidad neonatal en las unidades de cuidados intermedios; 60% a 70% de los neonatos maduros y 80% o más de los neonatos inmaduros llegan a padecer algún grado de ictericia.

Su incidencia varía ampliamente entre diversas instituciones y en Norteamérica es aún la causa más común de readmisiones a las unidades de cuidados neonatales. En México es también la primera causa de readmisiones.

En el 2003, en Estados Unidos, mediante un extenso estudio se determinó que de 47.801 recién nacidos, 4.3% tuvo valores de bilirrubina en concentraciones en las que la Academia Americana de Pediatría recomienda iniciar un tratamiento intrahospitalario con fototerapia. Otras revisiones han encontrado esta misma situación en 5% a 10% de los recién nacidos.

En un estudio observacional, analítico, prospectivo realizado en el Servicio de Neonatología del Hospital Universitario Dr. José Eleuterio González ubicado en el noreste de México, la prevalencia de hiperbilirrubinemia indirecta neonatal durante el 2008 fue de 17.0%.

En otro estudio realizado en el Hospital de Vitarte ubicado en la ciudad de lima- Perú, durante el año 2013 se pudo observar que se atendieron un total de 3.600 recién nacidos de los cuales 578 fueron hospitalizados en el área de a Neonatología por diferentes patologías, la primera causa de hospitalización fue la hiperbilirrubinemia que fue hallada en 178 pacientes, representando el 31% de los pacientes hospitalizados.

A pesar de los recientes avances en el tratamiento de este problema, la toxicidad en el sistema nervioso causada por la bilirrubina es aún una importante amenaza, y tanto el kernicterus (ictericia nuclear) como las alteraciones auditivas son secuelas graves, y muchas veces incapacitantes, que aún se siguen observando.

4.3 FISIOPATOLOGIA

El recién nacido en general tiene una predisposición a la producción excesiva de bilirrubina debido a que posee un número mayor de glóbulos rojos cuyo tiempo de vida promedio es menor que en otras edades y muchos de ellos ya están envejecidos y en proceso de destrucción; además que el sistema enzimático del hígado es insuficiente para la captación y conjugación adecuadas. La ingesta oral está disminuida los primeros días, existe una disminución de la flora y de la motilidad intestinal con el consecuente incremento de la circulación entero-hepática. Finalmente, al nacimiento el neonato está expuesto a diferentes traumas que resultan en hematomas o sangrados que aumentan la formación de bilirrubina y además ya no existe la dependencia fetal de la placenta.

La mayoría de la bilirrubina deriva de la hemoglobina liberada por la destrucción del eritrocito. El factor hem (protoporfirina) por la acción de la enzima hemo-oxigenasa se transforma en biliverdina, produciéndose además monóxido de carbono que se elimina por los pulmones y hierro libre que puede ser reutilizado en la síntesis de hemoglobina. La biliverdina se convierte en bilirrubina por acción posterior de la biliverdina reductasa (NADPH). Esta bilirrubina se denomina indirecta o no conjugada y es un anión liposoluble y tóxico en su estado libre. Un gramo de hemoglobina produce 35 mg de bilirrubina y aproximadamente se forman 8-10 mg de bilirrubina al día por cada kilogramo de peso corporal. Un recién nacido suele destruir 0.6 gr de Hb cada 24 horas. La albúmina capta dos moléculas de bilirrubina indirecta. La primera se une fuertemente a la bilirrubina, pero la segunda tiene una unión lábil y puede liberarse fácilmente en presencia de factores clínicos (deshidratación, hipoxemia, acidosis), agentes terapéuticos (ácidos grasos por alimentación parenteral) y algunas drogas (estreptomicina, cloranfenicol, alcohol benzílico, sulfisoxasole, ibuprofeno), que compiten con esta unión y liberan bilirrubina en forma libre a la circulación. Un gramo de albúmina puede unir hasta 8,2 mg de bilirrubina. La bilirrubina indirecta libre penetra fácilmente al tejido nervioso causando encefalopatía bilirrubínica. Al llegar la bilirrubina al hepatocito se desprende de la albúmina y es captada en sitios específicos por las proteínas Y-Z (ligandinas), cuyos niveles son bajos los primeros 3-5 días de vida, las cuales transportan la bilirrubina indirecta al interior del hepatocito hacia el retículo endoplásmico liso, donde se lleva a cabo la conjugación, siendo la enzima más importante la uridil difosfoglucuronil transferasa-UDPGT y el producto final un compuesto hidrosoluble, la bilirrubina directa o glucuronato de bilirrubina. La bilirrubina directa o conjugada es excretada activamente hacia los canalículos biliares, la vesícula biliar y luego al intestino, donde la acción de las bacterias la transforman en estercobilinógeno y urobilinógeno que colorean las heces. La ausencia o escasa flora bacteriana, el inadecuado transito intestinal y la enzima beta glucuronidasa produce desconjugación de la bilirrubina directa a ácido glucurónico y bilirrubina no conjugado o indirecta, la que es reabsorbida por el intestino, incrementando la circulación entero hepática.

La bilirrubina libre es lipofílica y puede atravesar la barrera hematoencefálica (BHE) intacta. La glicoproteína P encontrada en la BHE tiene un rol de protección frente los efectos potencialmente tóxicos de esta molécula. Dada su naturaleza liposoluble, la bilirrubina debe ser transportada en el plasma unido a la albúmina, y esta forma ligada es incapaz de atravesar la BHE. Es la molécula no unida la que puede ingresar al cerebro y consecuentemente producir daño neuronal. El aumento de la bilirrubina libre es el factor determinante del mayor pasaje de la misma al cerebro. Una baja concentración de albúmina sérica aumentará el riesgo de acumulación de bilirrubina libre. Experimentalmente la bilirrubina tiene diversos efectos tóxicos intracelulares. La interferencia con mecanismos celulares reguladores que engloban la fosforilación proteína/péptido podría ser la causa común subyacente al daño que puede resultar en muerte o sobrevida con secuelas permanentes en forma de coreo-atetosis, paresias y sordera.

4.4 CLASIFICACION Y ETIOLOGIA

Existen varias clasificaciones de la hiperbilirrubinemia, elaboradas de acuerdo a diversos aspectos comprometidos en la enfermedad.

Se ha clasificado en ictericia fisiológica e ictericia patológica, para resaltar la ocurrencia de ictericia en la mayoría de los recién nacidos sin ninguna implicación patológica en el primer caso; en hiperbilirrubinemia indirecta e hiperbilirrubinemia directa, según estén elevados los valores de la bilirrubina no conjugada o de la conjugada; según el mecanismo o los mecanismos de su producción. No debemos dejar de lado en esta clasificación una importante entidad clínica que es la complicación más temida secundaria a la hiperbilirrubinemia severa, la disfunción neurológica inducida por bilirrubina

Si consideramos la clasificación de acuerdo a hiperbilirrubinemia indirecta y directa podemos considerar los siguientes cuadros:

Hiperbilirrubinemia Indirecta:

- Ictericia fisiológica del recién nacido.
- Ictericia asociada a lactancia materna.
- Ictericia por incompatibilidad de factor Rh.
- Ictericia por incompatibilidad ABO.
- Síndrome de Crigler-Najjar.
- Síndrome de Gilbert.
- Hipotiroidismo.

Hiperbilirrubinemia Directa:

- Fibrosis Quística.
- Fructosemia.
- Galactosemia.
- Deficiencia de alfa 1 antitripsina.
- Tirosinemia.
- Síndrome de Dubin-Johnson.
- Síndrome de Rotor.
- Colestasis asociada a nutrición parenteral total.
- Enfermedades infecciosas.
- Atresia de vías biliares.

Si consideramos la clasificación de acuerdo al mecanismo causante, se las puede agrupar en tres grupos: producción incrementada, disminución de la captación y conjugación y disminución o dificultad en su eliminación.

A) Incremento en la producción de bilirrubina

- Por hemólisis :
  - ✓ Incompatibilidad por factor Rh, ABO y grupos menores.
  - ✓ Defectos enzimáticos de los eritrocitos: deficiencia de la G6PD, deficiencia de piruvato-cinasa, porfiria eritropoyética, etc.
  - ✓ Defectos estructurales de los eritrocitos: esferocitosis, eliptocitosis, etc.
  - ✓ Administración de fármacos a la madre (oxitocina, nitrofurantoína, sulfonamidas, bupivacaína) o al niño (dosis alta de vitamina K, penicilina).
  - ✓ Infecciones y septicemia neonatal.
- Por causas no hemolíticas:
  - ✓ Cefalohematoma, hemorragias, sangre digerida.
  - ✓ Policitemia: ligadura tardía del cordón umbilical, transfusión feto-fetal, etc.
  - ✓ Aumento de la circulación entero-hepática: ayuno, ingesta oral deficiente, obstrucción intestinal, ictericia por leche materna, etc.

B) Disminución en la captación y conjugación hepática

- Ictericia fisiológica
- Síndrome de Gilbert, síndrome de Crigler-Najjar, síndrome de Lucey - Driscoll.
- Hipotiroidismo e hipopituitarismo.
- Ictericia por leche materna

C) Dificultad o eliminación disminuida de bilirrubina

- Infecciones: sepsis, infección de vía urinaria, infecciones peri natales, etc.
- Obstrucción biliar: hepatitis neonatal, atresia biliar, quiste del colédoco, etc.
- Problemas metabólicos: enfermedad fibroquística, galactosemia, hipotiroidismo, etc.
- Anomalías cromosómicas: síndrome de Turner, síndrome de Down.
- Drogas: acetaminofeno, alcohol, rifampicina, eritromicina, corticosteroides, etc.

ICTERICIA FISIOLÓGICA:

Epidemiología: La ictericia neonatal es el síndrome más frecuente de la neonatología. Su incidencia tiene íntima relación con la edad gestacional, patologías asociadas, tipo de alimentación, raza y áreas geográficas. Se calcula que el 60 o 70% de los recién nacidos (RN) la presentan. La incidencia del hiperbilirrubinemia neonatal severa es más alta en asiáticos que en blancos. La aportación calórica pobre o la deshidratación asociada al ayuno pueden contribuir al desarrollo de hiperbilirrubinemia. La mayoría de los RN desarrolla niveles de bilirrubina sérica no conjugada superiores a 2 mg/dl durante la primera semana de vida. Este valor crece normalmente en los RN a término hasta un promedio de 6-8 mg/dl a los tres días de vida y disminuye a menos de 1,5 mg/dl al décimo día en RN normales.

Características: Fisiológica, monosintomática, benigna y autolimitada. Se caracteriza por:

- Aparición a partir del 2° día.
- Cifras máximas de bilirrubina inferiores a:

✓ 13 mg/dl en RN a término alimentados con leche de fórmula.

✓ 17 mg/dl en RN a término alimentados con leche materna.

✓ 15 mg/dl en RN pretérmino alimentados con leche de fórmula.

- Ictericia exclusivamente a expensas de bilirrubina indirecta (B. directa < 1,5 mg/dl)

- El incremento diario de bilirrubina no debe ser superior a 5mg/dl.

- Duración inferior a una semana en el RN a término y de 2 semanas en el RN Pretermino

Factores de riesgo:

- Alimentación a pecho.

- Mayor pérdida de peso (más de 5%).

- Sexo masculino.

- Edad gestacional < 35 semanas.

- Diabetes materna.

- Hematomas.

- Raza Oriental.

Etiología: La principal causa de la aparición de ictericia fisiológica en el RN es la inmadurez del sistema enzimático del hígado, a esto se le suma: una menor vida media del glóbulo rojo, la policitemia, la extravasación sanguínea frecuente y la ictericia por lactancia.

Fisiopatogenia: Las causas más comúnmente implicadas son:

- Aumento de la oferta de bilirrubina.

  ✓ Mayor Producción: un RN produce el doble de bilirrubina que un adulto, esto se explica por una mayor masa globular relativa y por la menor vida media del eritrocito fetal. Esto aumenta la oferta de bilirrubina al hígado por mayor destrucción de glóbulos rojos.

✓ Circulación enterohepática: el RN reabsorbe gran parte de la bilirrubina debido a este mecanismo, esto se debe principalmente a que el intestino no ha instalado su flora, y a una mayor actividad de la enzima betaglucuronidasa. El mecanismo de la leche materna probablemente se deba a sus elevados niveles de beta-glucoronidasa. Es 3 y 6 veces más probable que aparezca ictericia y que progrese, en los neonatos alimentados a pecho.

- Disminución en la eliminación de la bilirrubina.

✓ Captación y Transporte Intracelular: es menor en el RN y logra alcanzar los niveles del adulto al 5to. día de vida.

✓ Conjugación: la enzima glucuroniltransferasa presenta una disminución de su actividad (no de su concentración) durante los primeros tres días de vida, aumentando luego hasta los niveles del adulto.

✓ Excreción: en caso de producción excesiva hay una "incapacidad relativa" de eliminación.

✓ Circulación Hepática: el clampeo del cordón produce una cesación brusca de la sangre oxigenada que recibía el hígado en la vida fetal, esto podría ocasionar una insuficiencia relativa y transitoria en los 1ros. Días.

Manejo: La Academia Americana de Pediatría recomienda examinar a todos los RN antes de darlos de alta para asegurarse de que no tienen ictericia. Los mismos deben volver a ser examinados a los tres o cinco días de vida ya que éste es el momento en que los niveles de Bilirrubina son más elevados. El diagnóstico de ictericia fisiológica libera de la búsqueda de otras causas para explicar la ictericia. El manejo de esta entidad suele consistir en observación en el hogar.

ICTERICIA NO FISIOLÓGICA:

Características: Se produce en las primeras 24 horas de vida, en presencia de un incremento superior a los 0,5 mg% por hora o los 5 mg% diarios; o bien, en caso de que supere los 15 mg% en neonatos a término y 10 mg% en pretérminos. También se considera que la ictericia es patológica cuando hay evidencia de hemólisis aguda o si persiste durante más de 10 o 21 días, respectivamente, en recién nacidos a término o pretérmino.

Etiología: Las causas más frecuentes son:

- Aumento patológico de la oferta de bilirrubina:

  ✓ Enfermedad Hemolítica: la gran mayoría causadas por incompatibilidad sanguínea materno-fetal (ABO o Rh).

  ✓ Otras causas de hemólisis: Anomalías en la morfología del eritrocito: esferocitosis familiar, Déficit enzima glucosa-6-fosfatodeshidrogenasa (G-6-PD), los cuales disminuyen la vida media de los eritrocitos.

  ✓ En infecciones severas (sepsis) existen hemólisis además de otros factores, como causa de ictericia.

  ✓ Hematomas y Hemorragias: un ejemplo de estos son los Cefalohematomas, cuya reabsorción aumenta la oferta de bilirrubina.

  ✓ Incremento en la Reabsorción Intestinal: en condiciones patológicas, la mayor actividad del circuito enterohepático produce un aumento de la oferta de bilirrubina al hígado, como sucede en el retraso en la alimentación gástrica en RN enfermos o la presencia de obstrucción intestinal total y parcial.

  ✓ Policitemia: por mayor volumen globular, esto ocasiona una destrucción y producción aumentada de bilirrubina que llevaría a una hiperbilirrubinemia, generalmente entre el 3er. y 4to. día.

- Disminución patológica de la eliminación:
  ✓ Defectos Enzimáticos Congénitos: déficit enzima G-6-PD: Síndrome de CriglerNajjar: Tipo I: déficit total. Tipo II: déficit parcial, pronóstico menos severo que responde al tratamiento con Fenobarbital.
  ✓ Ictericia Acolúrica Familiar Transitoria: (Síndrome de Lucey-Driscoll). Se presentan en RN cuyas madres son portadoras de un factor inhibitorio en el suero que impide la conjugación. Su pronóstico es bueno.
  ✓ Ictericia por incompatibilidad de factor Rh: Es la causa más frecuente de ictericia neonatal no fisiológica y en el 97% de los casos se debe a isosensibilización para el antígeno Rh D.

Fisiopatogenia: La ictericia resulta del depósito de bilirrubina en la piel y las membranas mucosas, llegando a ser clínicamente visibles cuando alcanza el nivel de 5 a 7 mg/dL en suero. Los pasos más importantes del metabolismo de la bilirrubina implicados en la fisiopatología del hiperbilirrubinemia neonatal son: 1) Degradación de la hemoglobina por la hemooxigenasa. 2) Unión de la bilirrubina a la albúmina para su transporte en el suero. 3) Conjugación de la bilirrubina con el ácido glucorónico por la glucoronil transferasa.

El progreso en el conocimiento de estos pasos metabólicos permitió comprender por qué la hemólisis, las infecciones, la hipoxia y la prematurez aumentan el riesgo del kernicterus y por lo tanto justifican medidas preventivas y terapéuticas. Entre los factores de riesgo que se correlacionan con el nivel de bilirrubina en los RN figuran: amamantamiento, incompatibilidad ABO, incompatibilidad Rh, el nacimiento prematuro, presencia de infección, el cefalohematoma, la asfixia, la deficiencia de glucosa 6 fosfato dehidrogenasa (G6PD), y del gene 1A1 (UGT1A1) de UDP-glucuroniltransferasa, y una variante análoga sospechosa, el transportador orgánico 2 (gen del anión de OATP 2) Ictericia por incompatibilidad de factor Rh, se ha demostrado que en muchas situaciones clínicas hay paso de glóbulos rojos Rh(+) fetales al torrente sanguíneo materno Rh(-). Esto ocasiona la producción de anticuerpos contra el antígeno D del Rh. Las IgG al atravesar la barrera placentaria, llegan al torrente sanguíneo fetal cubriendo al eritrocito Rh (+), con lo que se atraen macrófagos que se adhieren a él y causan hemólisis extravascular en el bazo. En niveles altos, la bilirrubina puede depositarse en el cerebro, ocasionando una disfunción transitoria o lesiones neurológicas permanentes. La bilirrubina conjugada es bilirrubina solubilizada en el hígado mediante la unión a ácido glucurónico. La bilirrubina directa se denomina así porque reacciona directamente con el ácido sulfanílico diazotizado, sin la adición de acelerantes. Para propósitos clínicos, ambos términos pueden utilizarse indistintamente. La determinación de la bilirrubina directa no es precisa, y los valores de una misma muestra pueden variar entre diferentes laboratorios. Los datos experimentales y clínicos sugieren fuertemente que, en recién nacidos con hiperbilirrubinemia, la medida de bilirrubina libre (BL) tiene mejor sensibilidad y especificidad de los otros indicadores y que se podrían establecer nuevos umbrales del riesgo usando nuevos métodos para medir BL, reduciendo la intervención agresiva innecesaria y coste y morbilidad asociados . El efecto de la bilirrubina en el sistema nervioso central: El mecanismo básico de la neurotoxicidad por bilirrubina sigue siendo poco claro, y no se sabe por qué algunos infantes no desarrollan lesión neurológica con niveles del bilirrubina en suero en los cuales otros si lo hacen. Por otra parte, el nivel de bilirrubina del suero por sí mismo es un indicador poco preciso del futuro neurológico a largo plazo, excepto cuando es extremadamente alto y asociado con encefalopatía de la bilirrubina. Un aporte calórico pobre y/o la deshidratación asociada al ayuno pueden contribuir al desarrollo de hiperbilirrubinemia. El suplemento con agua o agua de la dextrosa no previene la hiperbilirrubinemia ni disminuye los niveles de bilirrubina.

ENFERMEDAD HEMOLÍTICA DEL RECIÉN NACIDO POR ISOINMUNIZACIÓN

La exposición materna a los antígenos extraños de los hematíes fetales causa la producción de anticuerpos IgG maternos, que destruyen los hematíes fetales, fundamentalmente, en el bazo (macrófagos y linfocitos K y NK). El antígeno más frecuentemente implicado es el antígeno D; así como, los antígenos A y B. Si el resultado de la prueba de Coombs es positivo, es necesario identificar el anticuerpo frente a un amplio grupo de antígenos eritrocitarios o frente a los hematíes paternos. Debido a la administración profiláctica de inmunoglobulina anti D en las madres Rh negativas, los casos de enfermedad hemolítica por Rh son hoy en día casos residuales, siendo la causa más frecuente, las isoinmunizaciones frente a los antígenos A o B. Además, existen otros tipos de antígenos (E, C, c, Kell, Duffy, etc.), responsables de un porcentaje no despreciable de anemia hemolítica isoinmune.

Ictericia por incompatibilidad Rh: La enfermedad hemolítica por Rh no suele afectar al primer embarazo y sí al segundo y posteriores embarazos (anticuerpos IgG).

Enfermedad hemolítica ABO del RN: Se produce por la reacción de los anticuerpos maternos, antiA o antiB, frente al antígeno A o B de los hematíes del feto o del recién nacido. Se suele producir en los casos en los que la madre es grupo O, siendo el neonato grupo A o B; ya que, estas madres producen anticuerpos IgG que pasan a la placenta. Este tipo de incompatibilidad puede afectar al primer embarazo. No suele existir enfermedad fetal y, en general, son formas moderadas, pero pueden presentarse como formas graves, en particular, de forma familiar.

DISFUNCIÓN NEUROLÓGICA INDUCIDA POR BILIRRUBINA:

La toxicidad cerebral es producida por la bilirrubina indirecta libre (no unida a albúmina), la cual explicaría su paso a través de una barrera hematoencefálica intacta, pero, en presencia de una lesión de dicha membrana, también se puede producir el paso de bilirrubina ligada a la albúmina. Interfiere a nivel neuronal con la fosforilación, el metabolismo de la glucosa, la respiración celular y la síntesis proteica. Puede alterar el intercambio de iones y agua a nivel renal. Afecta la neurotransmisión, en especial del nervio auditivo, y su lesión puede darse sin otras manifestaciones neurológicas. La impregnación de los núcleos basales desaparece luego de la etapa neonatal y la pérdida neuronal es reemplazada por proliferación glial.

La toxicidad neurológica depende no solo de la concentración de bilirrubina a nivel del tejido nervioso, sino también del tiempo de exposición a tales niveles, de la susceptibilidad del huésped y de la presencia de comorbilidades. Tiene una incidencia de 1:30.000 a 1:100.000 nacidos vivos en países industrializados, mortalidad del 10% y una morbilidad de al menos el 70% a largo tiempo. Los factores asociados con incremento en los niveles de bilirrubina no ligada y, por lo tanto, que aumentan la entrada de bilirrubina al cerebro, incluyen: 1. Cambios en la cantidad y características de la albúmina, que es directamente proporcional a la edad gestacional y a la edad posnatal, y está alterada en los neonatos enfermos. 2. Presencia de competidores de la unión bilirrubina-albúmina, ya sea endógenos o exógenos (ceftriaxona, sulfonamidas, ácido fusídico, ácido acetilsalicílico, infusiones rápidas de conservantes de la albúmina y de ampicilina, ácidos grasos libres). En prematuros de extremado bajo peso al nacer con ductus persistente, el uso de ibuprofeno fue asociado con mayores niveles de bilirrubina sérica total que el de indometacina, pero no se presentaron diferencias en el neurodesarrollo en el seguimiento a dos años. 3. La acidosis, principalmente respiratoria, afecta la solubilidad de la bilirrubina y su depósito en los tejidos cerebrales. 4. Alteraciones en la función y permeabilidad de la barrera hematoencefálica: asfixia, hiperosmolaridad (hiperglicemia, hipernatremia, aumentos de BUN, infusiones rápidas de bicarbonato de sodio, fórmulas inapropiadamente preparadas), hipoxia, hiperoxemia, acidosis, hipercarbia, hipertermia, septicemia y la prematurez por sí misma. Clínicamente se presentan dos entidades: Encefalopatía aguda por bilirrubina y Encefalopatía crónica por bilirrubina o kernicterus.

A) Encefalopatía aguda por bilirrubina.-

Aparece en tres fases durante las primeras semanas posnatales:

1. Fase temprana: caracterizada por hipotonía, letargia, mala succión, que pueden revertir con tratamiento adecuado.

2. Fase intermedia: estupor moderado, irritabilidad, llanto agudo, hipertonía de músculos extensores con opistótonos, rigidez, crisis oculógiras, retrocolis, fiebre. Algunos de los pacientes en este estado pueden ser revertidos.

3. Fase avanzada: en la gran mayoría, hay daño irreversible a nivel del sistema nervioso central. Hay hipertonía con severo retrocolisopistótonos que progresa a hipotonía después de una semana, atetosis u otros movimientos extrapiramidales y retardo psicomotor, no alimentación, llanto agudo, fiebre, estupor profundo o coma, convulsiones y a veces la muerte, secundaria a insuficiencia respiratoria y coma progresivo o

convulsiones intratables. En los prematuros, especialmente en los de muy bajo peso y extremado bajo peso, la progresión de los signos en las diferentes fases de la encefalopatía aguda puede ser enmascarada por otras condiciones concurrentes que amenacen la vida o al estar bajo ventilación mecánica. Por lo tanto, se debe recordar que la ausencia de síntomas neurológicos característicos no descarta la presencia de esta.

B) Encefalopatía crónica por bilirrubina o kernicterus.-

Se caracteriza por atetosis, sordera neurosensorial parcial o completa, limitación de la mirada vertical, déficit intelectual, displasia dental. Este cuadro puede aparecer en neonatos que nunca tuvieron manifestaciones clínicas de encefalopatía aguda durante el período neonatal. Es de anotar que muchos neonatos pueden presentar cuadros subclínicos y manifestarse en fases tardías con cuadros de alteración de la función motora, cognitiva o ambos. Las regiones del cerebro más comúnmente afectadas son los ganglios basales, particularmente los núcleos subtalámicos y el globo pálido, el hipocampo, el cuerpo geniculado, varios núcleos cerebrales, incluyendo el colículo inferior, vestibular, oculomotor, coclear y olivar inferior, y el cerebelo, especialmente el núcleo dentado y el vérmix. La necrosis posnatal es el hallazgo histopatológico dominante después de los 7-10 días de vida posnatal. El diagnóstico puede ser confirmado por resonancia nuclear magnética (RNM) cerebral, cuya imagen característica es de tipo bilateral, con alta señal de intensidad en el globo pálido, vista en los cortes de T1 y T2. Estas imágenes también se pueden observar en el hipocampo y el tálamo. En el pretérmino, el diagnóstico de kernicterus se basa en los hallazgos de la RNM cerebral y/o los potenciales auditivos evocados del tallo (PAET), los cuales son más característicos y comunes, mientras que los niveles de BST son menos útiles; por lo tanto, estas pruebas deben realizarse a todo prematuro con movimientos extrapiramidales o posición distónica durante la infancia independiente del valor de BST. Los PAET pueden ser marcadamente anormales, sin presentarse una real pérdida auditiva; estos son anormales durante el período neonatal y a través de la infancia, por lo tanto, sirven tanto como screening de pérdida auditiva como para el diagnóstico temprano.

Las anomalías en la RNM en el pretérmino pueden desaparecer después del año de edad, corregidas debido al depósito de hierro relacionado con la edad en estas regiones; además, durante el período neonatal, los cambios pueden ser sutiles y erróneamente interpretados como normales, por lo que no es tan útil como los PAET.

4.5 EVALUACION DEL RECIEN NACIDO ICTERICO

La evaluación inicial de un recién nacido ictérico se debe efectuar en una primera instancia no tanto con el fin de encontrar la causa de su ictericia, sino para decidir su manejo, definiendo si se necesita o no hospitalización para tratamiento adecuado, con miras a evitar el kernicterus.

4.5.1 ANAMNESIS

Es importante investigar los antecedentes familiares de anemias hereditarias, diabetes materna, enfermedad hepática, fibrosis quística, ictericia neonatal en anteriores hermanos, historia de trastornos metabólicos, etc. Otra información relevante es la concerniente al curso y evolución del embarazo actual. Es necesario averiguar sobre infecciones, hemorragias u otra patología propia del embarazo, lo mismo que la ingestión de fármacos o la exposición a tóxicos.

Otros aspectos importantes son los relacionados con el parto. Debe tenerse en cuenta factores como el tipo de presentación, trauma perinatal, ruptura prematura de membranas ovulares, parto instrumentado y necesidad o no de reanimación, corioamnionitis, puntuación de Apgar, etc. En el recién nacido son datos importantes la edad de inicio de la ictericia, la evacuación de meconio, dificultades en la alimentación o rechazo a las tomas, presencia de vómitos, hipotermia, fiebre, diarrea, alteraciones del estado de la conciencia, alimentación con leche de materna, etc.

4.5.2 EXAMEN FISICO

La ictericia, la palidez y la hepatoesplenomegalia son signos importantes en la evaluación de un recién nacido ictérico. En las situaciones específicas, son evidentes los signos clínicos de la enfermedad de base. El grado de ictericia puede ser inferido haciendo presión sobre la piel de la región esternal, lo cual revela color ictérico en la piel.

La ictericia es vista primero en la cara, luego en el tronco, progresando caudalmente hacia las extremidades; cuando compromete plantas y palmas es severa.

Es importante determinar la edad gestacional del recién nacido, antropometría, identificar signos de sepsis y de infección perinatal crónica e investigar la presencia de edema, hematomas, petequias, anomalías congénitas, etc.

La bilirrubina es visible con niveles séricos superiores a 4-5 mg/dL. Es necesario evaluar la ictericia neonatal con el niño completamente desnudo y en un ambiente bien iluminado, es difícil reconocerla en neonatos de piel oscura, por lo que se recomienda presionar la superficie cutánea.

Con relación a los niveles de bilirrubina y su interpretación visual errada, es común que se aprecie menor ictericia clínica en casos de piel oscura, policitemia, ictericia precoz y neonatos sometidos a fototerapia y que se aprecie más en casos de ictericia tardía, anemia, piel clara, ambiente poco iluminado y prematuros. La ictericia neonatal progresa en sentido céfalo-caudal y se puede estimar en forma aproximada y práctica aunque no siempre exacta, los niveles de séricos de bilirrubina según las zonas corporales comprometidas siguiendo la escala de Kramer.

Figura # 2. Escala de Kramer modificada

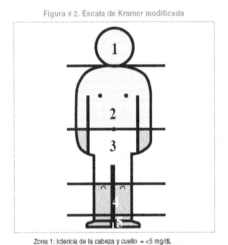

Zona 1: Ictericia de la cabeza y cuello = <5 mg/dL
Zona 2: Ictericia hasta el ombligo = 5-12 mg/dL
Zona 3: Ictericia hasta las rodillas = 8-16 mg/dL
Zona 4: Ictericia hasta los tobillos = 10-18 mg/dL
Zona 5: Ictericia plantar y palmar = >15 mg/dL

4.5.3 EXAMENES COMPLEMENTARIOS

Se ha considerado que existen pruebas de primera fase en el estudio inicial de un recién nacido ictérico. Así, un hemograma completo es necesario, con niveles de hemoglobina, hematocrito, recuento de reticulocitos, hemoclasificación de la madre y del recién nacido, Rh, Coombs directo y niveles de bilirrubina. Se recomienda tomar niveles de glucosa 6-fosfato-deshidrogenasa a aquellos niños con ascendencia asiática o del área mediterránea se presentan niveles de bilirrubina mayores a 15 mg/dl en forma tardía. Con estos exámenes se puede clasificar a la mayoría de los recién nacidos con ictericia y adoptar el manejo inicial.

Existen estudios, que sugieren que el hemograma completo no es necesario, ya que aumenta los costos y no aporta mayor información. Sin embargo, hay que tener en cuenta que la toma de exámenes de laboratorio por punción en los recién nacidos puede ser una puerta de entrada de microorganismos al alterar la barrera natural de defensa de la piel y el repetir estas punciones aumenta el riesgo de infecciones y hospitalización prolongada, sin olvidar que el procedimiento es causa de dolor, el cual, altera algunas variables vitales del neonato, a lo que se le suma la inexperiencia del personal que debe tomar la muestra sometiendo al recién nacido a múltiples punciones.

Tabla II. Pruebas diagnósticas[6]
- Grupo sanguíneo y Coombs. Independientemente del grupo y Rh materno, hacer siempre grupo, Rh y Coombs directo al niño. Si el Coombs directo es negativo, pero la sospecha diagnóstica de aloinmunización es alta, solicitar Coombs indirecto
- Hemograma con: fórmula leucocitaria, plaquetas, fórmula manual y reticulocitos, PCR; y si es preciso, procalcitonina
- Proteínas totales y albúmina (sobre todo, si es pretérmino)
- Cultivos de sangre y orina
- Gasometría
- Comprobar pruebas metabólicas (cribado de hipotiroidismo)
- Niveles de bilirrubina directa: patológicos cuando supera el 20% del valor de bilirrubina total, o cuando es mayor a 1 mg/dl. Valorar coluria/acolia
- Otros: glucosa 6 fosfato deshidrogenasa (si existen antecedentes familiares, el origen geográfico o étnico lo sugiere o presenta pobre respuesta a fototerapia), sustancias reductoras en orina o ecografía abdominal (si el diagnóstico de sospecha lo precisa: hemorragia suprarrenal, colestasis, etc.)

4.5.3.1 BILIRRUBINA SERICA TOTAL HORARIA

Es la determinación del nivel de bilirrubina y su relación con la edad en horas del recién nacido saludable, con una edad gestacional mayor a las 35 semanas y peso superior a los 2000 g, sin evidencia de hemólisis u otra enfermedad grave. El nomograma permite predecir la severidad de la hiperbilirrubinemia con bastante precisión. Consta de tres zonas: de alto riesgo, de riesgo intermedio y de bajo riesgo y de acuerdo a estas zonas se guía el manejo. La meta principal del nomograma es la de ayudar en forma rápida, exacta y sencilla, identificar aquellos que desarrollaran hiperbilirrubinemia severa y tomar las previsiones respectivas. Algunos autores la consideran como la manera más exacta de evaluar la hiperbilirrubinemia neonatal, inclusive recomiendan determinarla en forma rutinaria en todos los recién nacidos antes del alta, sobre todo aquellos que son externados antes de la 24 horas de vida.

4.5.3.2 MEDICIÓN DE BILIRRUBINA POR TÉCNICA TRANSCUTÁNEA (BTC)

La bilirrubinometría transcutánea fue inicialmente introducida en Japón en 1980 como un método de tamizaje para el diagnóstico de la ictericia neonatal. En la últimas dos décadas se desarrolló la bilirrubinometría transcutánea como un método no invasivo, seguro, no doloroso de la estimación de la bilirrubina total reportando resultados instantáneos. Los antiguos bilirrubinómetros se basaban en la medición de la luz reflejada por la piel mediante el uso de dos longitudes de onda y proveía un índice numérico. La exactitud de la estimación era limitada por el efecto de la pigmentación de la piel. En años recientes una nueva generación de bilirrubinómetros transcutáneos se desarrolló con modelos que tienen un microespectofotómetro que determina la densidad óptica de la bilirrubina y la diferencia de los demás componentes cutáneos. Esto mejoró la exactitud de las mediciones y permitió reportar directamemente en miligramos por decilitro. Desde entonces se han realizado muchos estudios en diferentes poblaciones. La utilización de los bilirrubinómetros transcutáneos ha servido para disminuir el uso excesivo de toma de bilirrubinas séricas mediante punciones innecesarias. La medición transcutánea de bilirrubinas en el recién nacido, incluye únicamente la colocación de un sensor sobre la piel y el aparato reporta el promedio de las mismas en miligramos por decilitro o en micromoles por litro. Este método permite una medida más precisa de la intensidad de amarillo en el tejido subcutáneo de los neonatos, puesto que reduce al mínimo la influencia del pigmento melanina y de la madurez de la piel.

Cuando se presiona el sensor sobre la piel del bebé, se ilumina brevemente la lámpara de xenón incorporada. La luz de la lámpara de xenón atraviesa la fibra de cristal e ilumina la piel. La luz se dispersa y se absorbe en la piel y en el tejido subcutáneo de modo repetido y, finalmente vuelve al lado del sensor de la fibra de cristal. De la luz que vuelve, la parte dispersa de las zonas superficiales del tejido subcutáneo atraviesa el núcleo interior, o ruta óptica corta, de la fibra. La parte dispersa de las zonas profundas del tejido subcutáneo atraviesa el núcleo exterior, o ruta óptica larga, y luego alcanza un fotodiodo correspondiente. Calculando la diferencia entre las densidades ópticas, pueden deducirse las partes comunes a la epidermis y a la dermis y, como resultado, puede obtenerse la diferencia en las densidades ópticas de las dos regiones de longitud de onda exclusivamente para el tejido celular subcutáneo. Puesto que la diferencia de la densidad óptica muestra una relación linear con la concentración total de la bilirrubina sérica, se convierte en la concentración estimada de bilirrubina y se indica de modo digital. El programa informático del bilirrubinometro transcutaneo utiliza un coeficiente de correlación para convertir la diferencia entre las medidas de ruta óptica doble en una concentración estimada de bilirrubina.

Los beneficios de la utilización de un bilirrubinómetro transcutáneo están descritos en múltiples estudios a nivel mundial, para los clínicos la característica más importante de un buen bilirrubinómetro es la habilidad para detectar la hiperbilirrubinemia severa con el 100% de sensibilidad y un nivel razonable de especificidad. Muchos estudios de correlación entre la bilirrubina sérica y la transcutánea han tomado percentiles específicos en la curva de riesgo de Bhutani como punto de corte que determine sensibilidades cercanas al 100%. Por otra parte otros estudios han demostrado que la exactitud de la bilirrubinometría transcutánea podría cambiar según la raza de los infantes. Esto hace importante que se realicen estudios de correlación en los diferentes grupos poblacionales. Por otra parte se describen otros beneficios, tales como un método no invasivo, seguro, no doloroso de la estimación de la bilirrubina total reportando resultados inmediatos. Otros beneficios atribuibles a su uso es la facilidad de realización de la prueba, el bajo costo si se tiene en cuenta el elevado ahorro en las muestras de laboratorio, el corto período de tiempo que se requiere para realizarla y la posibilidad de ser usada al lado del paciente lo que genera tranquilidad en la madre.

4.5.4 PROTOCOLO DIAGNOSTICO

Se debe diferenciar la ictericia fisiológica de la patológica e identificar a los pacientes con mayor riesgo de desarrollar ictericia grave.

De entrada, se debe diferenciar: 1. Qué paciente es de alto riesgo de desarrollar ictericia grave (antecedentes de hermanos con ictericia grave, isoinmunización, policitemia neonatal, etc.).

2. Si se trata de una ictericia fisiológica o patológica.

Tabla I. Diferencias principales entre la ictericia fisiológica y patológica		
Parámetros	Ictericia fisiológica	Ictericia patológica
Aparición	Después de 24 horas	Primer día de vida o después de una semana
Intensidad	Moderada-leve	Elevada
Cifras de bilirrubina total (BT)(mg/dl)	BT ≤ 13 si lactancia artificial BT ≤ 15 si pretérmino y lactancia artificial BT ≤ 17 si lactancia materna	BT > 13 si lactancia artificial BT > 15 si pretérmino y lactancia artificial BT > 17 si lactancia materna
Predominio	Siempre indirecta	Predominio directa
Velocidad de incremento	<0,5 mg/dl/hora	>0,5 mg/dl/hora
Desaparición	Hacia el 8º día (14º día si prematuro)	Más de una semana o aumenta
Otros síntomas	Raro	Frecuente
Circunstancias asociadas	No	Raro

Algoritmo de manejo de ictericia en el neonato menor de 3 días:

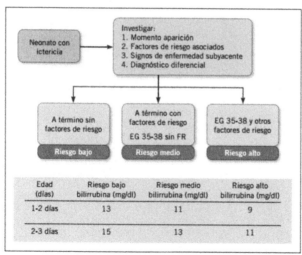

Figura 1. Algoritmo en menores de 3 días e indicaciones de tratamiento, según riesgo y niveles de bilirrubina.

En 2004, el subcomité de ictericia de la Asociación Americana de Pediatría publicó una guía práctica para el manejo de la hiperbilirrubinemia en el recién nacido mayor de 35 semanas de gestación, y una guía similar fue publicada en 2007 por la Sociedad Canadiense de Pediatría.

En la guía de la Asociación Americana de Pediatría, se propone un algoritmo de manejo, haciendo hincapié en la aparición de ictericia en el primer día de vida, la existencia o no de factores de riesgo y el seguimiento al alta del niño ictérico. Según la edad y los factores de riesgo, será aconsejable un seguimiento clínico entre las 48 y 120 horas. Una situación muy habitual ocurre cuando va a producirse el alta hospitalaria del neonato con ictericia. En ese caso, es obligado evaluar los factores de riesgo para desarrollar ictericia grave descrita en la siguiente tabla:

Tabla III. Factores de riesgo para desarrollar una ictericia grave en un RN >35 semanas (Academia Americana de Pediatría)[8]

- Hermano previo con ictericia
- Edad gestacional: 35-37 semanas
- Isoinmunización
- Ictericia en primeras 24 horas
- Niveles de bilirrubina previos al alta en zona de riesgo
- Sangre extravasada, como: cefalohematoma, caput, hematomas, fractura de clavícula
- Lactancia materna, especialmente si es inadecuada o hay pérdida de peso, o esta pérdida es excesiva
- Otros: pérdida de peso elevada, hematocrito mayor de 60%, asiáticos, macrosómicos, hijos de madre diabética

Es esencial explicar a los padres qué es y por qué se produce la ictericia, asegurarse de un seguimiento posterior por su pediatra de Atención Primaria y el cumplimiento de una lactancia materna adecuada. Una manera sencilla y eficaz para el manejo diagnóstico y terapéutico de estos niños consiste en utilizar las gráficas de Bhutani et al de 1999.

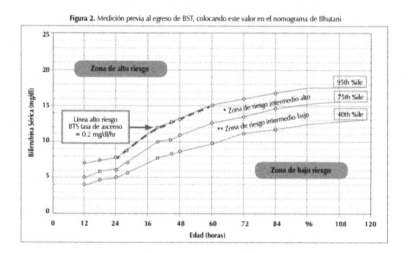

Figura 2. Medición previa al egreso de BST, colocando este valor en el nomograma de Bhutani

En el neonato a término sano, niveles de bilirrubina por encima de 15mg/dl (o cifras menores si hay factores de riesgo asociados) y 18 mg/dl (cifras menores si factores de riesgo asociados) a los 3 y 4 días de vida, respectivamente, deben ser subsidiarios de tratamiento con fototerapia.

A partir de los 3 días, podemos utilizar el siguiente esquema diagnóstico.

Algoritmo de manejo de ictericia en el neonato menor de 3 días:

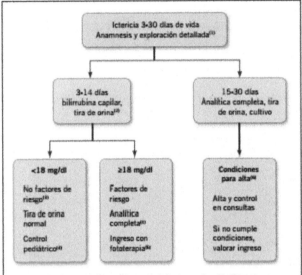

1. Se debe realizar una historia clínica adecuada, con exploración física rigurosa, detallada en apartado "Diagnóstico".
2. La ictericia clínica puede orientarse mediante la medición de bilirrubina transcutánea, y comprobarse mediante la medición capilar. La tira de orina es de gran utilidad para poder realizar una evaluación inicial.
3. Considerar como factores de riesgo, los señalados en la tabla III.
4. Hemograma con fórmula manual, PCR. Función hepática y coagulación, bilirrubina conjugada. Según el caso, valorar hemocultivo. Tira de orina y urocultivo. En la tabla II, se muestra una aproximación diagnóstica válida.
5. Antes de valorar el tratamiento electivo, es necesario considerar: ¿la ictericia es fisiológica o patológica?, ¿el niño está ictérico pero sano o ictérico enfermo?
6. Condiciones para el alta: buen estado general, ganancia ponderal adecuada. En el caso de que se encuentre con lactancia artificial o mixta, debe considerarse patológico.

4.5.5 TRATAMIENTO

Con independencia del origen de la ictericia, el tratamiento va encaminado a evitar la neurotoxicidad producida por el acúmulo de bilirrubina.

4.5.5.1 FOTOTERAPIA

Es la base del tratamiento. Aunque muchos estudios han demostrado que la FT es eficaz para reducir los niveles de bilirrubina y prevenir la exanguinotransfusión (ET), no hay evidencia disponible para probar que la FT realmente mejore los resultados neurológicos en recién nacidos con hiperbilirrubinemia. Es relativamente segura y eficaz en la disminución de los niveles de TSB, al reducir dramáticamente el número de ET. Mecanismo de acción La FT convierte la bilirrubina que está presente en los capilares superficiales y espacio intersticial a isómeros solubles en agua, que son excretables sin pasar por el metabolismo del hígado. Las moléculas de bilirrubina en la piel expuestas a la luz sufren las reacciones fotoquímicas relativamente rápido y la eliminación urinaria y gastrointestinal son importantes en reducir la carga de bilirrubina. Actúa por tres mecanismos: 1. Isomerización configuracional: forma fotobilirrubina, que puede ser excretada vía hepática sin la conjugación, pero de forma muy lenta, y su conversión es reversible. En el intestino (lejos de la luz), la fotobilirrubina se convierte nuevamente a bilirrubina. 2. Isomerización estructural: forma lumirrubina, que no es reversible y se elimina del suero mucho más rápidamente, siendo la principal responsable de la disminución en el suero de la bilirrubina. 3. Fotooxidación: las pequeñas cantidades de bilirrubina también son oxidadas a monopirroles y dipirroles, que pueden ser excretados en la orina. Esto es un proceso lento y solo un contribuye de forma menor a la eliminación de bilirrubina durante la fototerapia. La fotoisomerización de bilirrubina comienza casi al instante cuando la piel es expuesta a la luz. A diferencia de la bilirrubina no conjugada, los fotoproductos de estos procesos no son neurotóxicos. Por lo tanto, ante una hiperbilirrubinemia severa del neonato, es importante comenzar la fototerapia sin retraso.

Recomendaciones para optimizar la fototerapia:

1. Los tubos de luz fluorescente azul especial (longitud de onda 420-480 nm) son los más efectivos, aunque la nueva generación de dispositivos led PT (luz de emisión de diodo) es tan eficaz como las luces de tubo y producen menos calor.

2. Espectro de irradiación para FT convencional: 8 a 10 μW/cm2 por nm, para FT intensiva > 30 μW/cm2 por nm.

3. Para aumentar la irradiación, colóquela tan estrechamente como se pueda al neonato (10- 15 cm del neonato), excepto con las lámparas halógenas, por el riesgo de quemadura.

4. Fototerapia doble se refiere a colocar luz arriba y sistema fibroóptico o luz azul especial fluorescente por debajo del neonato.

5. Para máxima exposición, rodee la cuna o incubadora con papel aluminio o tela blanca. 6. Si hay riesgo de exanguinotransfusión (ET), retirar el pañal.

7. Girar el paciente es tan eficaz como dejarlo en posición supina, por lo tanto, es inefectivo.

8. Cuando haya hemólisis, iniciar fototerapia a niveles más bajos y usar fototerapia intensiva, y se debe sospechar si hay falla en la FT.

9. Si la bilirrubina directa (BD) está elevada, vigile síndrome del niño bronceado.

10. Usar FT intensiva/doble para niveles más altos de BST.

11. Puede ser continua o intermitente. Se recomienda que el neonato no permanezca por fuera de la FT por más de 3 h a la vez y se limita a aquellos neonatos estables, sin riesgo de ET, para que pueda ser alimentado y visitado por los padres.

12. Si la pérdida de peso del neonato con respecto al peso de nacimiento es > 12% o existe evidencia clínica o paraclínica de deshidratación, esta puede ser corregida con la suplementación de líquidos por vía oral y continuar lactancia materna. La suplementación rutinaria con líquidos endovenosos a neonatos bajo FT no está indicada a menos que exista intolerancia a la vía oral.

13. La FT se puede suspender en los reingresados con niveles de BST < 13-14 mg/dl. El egreso hospitalario no debe ser retrasado para observar rebote. Si la fototerapia fue usada por enfermedad hemolítica o es iniciada tempranamente y suspendida antes del tercer-cuarto día de vida, se sugiere bilirrubinas de control al menos 24 h posegreso.

Complicaciones: En el pretérmino, son de particular interés:

- Los lípidos de la nutrición parenteral resultan en la formación e infusión IV de niveles relativamente altos de lípidos oxidados que pueden causar daño citotóxico, el cual es prevenible al disminuir la exposición de estos al ambiente y a luz de la fototerapia por dispositivos radiopacos.

- La FT aumenta la velocidad del flujo sanguíneo cerebral en los prematuros al parecer por una reacción fotoquímica. La ocurrencia de hemorragia intracraneana y de leucomalacia periventricular está asociada con una alteración en la autorregulación en los pretérmino enfermos. Esto podría implicar un potencial riesgo de lesiones isquémicas y/o hemorrágicas.

- La FT incrementa la incidencia de ductus arterioso persistente (DAP) hemodinámicamente importante con caída de presión arterial media.

- La FT induce estrés oxidativo de tipo fotodinámico que puede causar peroxidación lipídica, aumentando los radicales libres, que han sido asociados a varias enfermedades neonatales, incluyendo

EPC, retinopatía del prematuro, encefalopatía hipóxico-isquémica y DAP.

Complicación	Causa
Pérdidas insensibles	Por aumento de flujo sanguíneo en piel.
Diarrea secretora	Por incremento de bilirrubina y ácidos biliares.
Eritema cutáneo	Fotosensibilidad de mastocitos: histamina.
Posible daño retiniano	Disminución de conos y bastones. Se evita con la oclusión ocular.
Hipocalcemia	Fotoestimulación pineal: aumenta melatonina, disminuye calcio.
Quemaduras de piel	Exposición a ondas cortas en fototerapia.
Apneas	Obstrucción nasal, compresión ocular por gafas.
Bebé bronceado	Disminución de excreción hepática de fotoproductos de bilirrubina.

Fuente: Hoyos A. Guías neonatales de práctica clínica basadas en la evidencia, hiperbilirrubinemia indirecta e hidrops fetalis. 2007.

4.5.5.2 EXANGUINOTRANSFUSION

Esta técnica se realiza cuando los niveles de bilirrubina son muy elevados y existe riesgo de encefalopatía y cuando han fracasado el resto de medidas. Consiste en el recambio, generalmente, por la vena umbilical, con sangre total lo más fresca posible, de dos veces la volemia del neonato.

Indicaciones:

- Exanguinotransfusión precoz (antes de las 12 h de vida) en hidrops fetal inmune.

- El otro grupo de pacientes con indicación son aquellos neonatos que muestran signos de encefalopatía aguda o si BST esta ≥ 5 mg/dl por encima de las líneas de riesgo y no disminuye con fototerapia intensiva.

Sangre por utilizar: Se debe usar sangre fresca (< 7 días, idealmente < 3 días), a la cual se le hayan efectuado pruebas cruzadas madre versus donante, donante versus recién nacido; debe ser negativa para CMV, VIH y HB, BC, irradiada y con citrato-fosfato-dextrosa (CDP) como anticoagulante. En caso de no disponer de sangre fresca, sopesar el riesgo/beneficio del procedimiento.

Técnica:

- El procedimiento debe ser ejecutado siempre por el pediatra, en la unidad de cuidados intensivos neonatales, y el paciente debe permanecer en monitoreo de UCI por lo menos hasta 24 h después.
- El procedimiento isovolumétrico de doble volumen 160 cc/kg para neonato a término y 200 cc/kg para prematuros se lleva a cabo al extraer recambios de sangre de un catéter arterial umbilical o periférico, infundiendo simultáneamente la misma cantidad en una línea venosa. Si el catéter venoso umbilical es central (supradiafragmático), la totalidad del recambio se puede hacer a través de este: la retirada y la entrada. Se pueden utilizar recambios del 5-8% del volumen sanguíneo del paciente.
- La duración usual es de 1 a 2 h.

Complicaciones: la mortalidad dentro de las 6 h posteriores al procedimiento oscila entre 3-4 por 1.000 neonatos exanguinados entre neonatos a término y sin hemólisis severa. El promedio de secuela permanente entre los neonatos que sobreviven al procedimiento fue del 5 al 10% Laboratorios, se deben solicitar:

- Preexanguino: cuadro hemático, bilirrubinas.

- Posexanguino: cuadro hemático, bilirrubinas, eletrólitos séricos.
- 6 h posexanguino: hemoglobina-hematocrito, bilirrubinas, reticulocitos, Coombs directo, electrolitos.

4.5.5.3 INTERVENCIONES FARMACOLOGICAS

Inmunoglobulina intravenosa (IgG). Puede resultar en la disminución de ET, pero hay datos insuficientes para recomendar su uso de rutina en pacientes isoinmunizados. Es considerada en neonatos con enfermedad hemolítica isoinmune (Rh y/o ABO) y BST aumentado, a pesar de fototerapia intensiva o dentro de 2-3 mg/ dl del nivel de exanguinotransfusión.

Puede estar indicada en los casos graves de enfermedad hemolítica y se usa de manera conjunta con la fototerapia. Existe una reducción en el grado de hemólisis y, por consiguiente, en la necesidad de exanguinotransfusión. La pauta más usada consiste en administrar 1 g/kg el primer día y, si es necesario, continuar con 0,5 g/kg/día los dos días siguientes. Se puede repetir en 12 h si es necesario por máximo 3 dosis.

Metaloprotoporfirinas. Son inhibidores competitivos de la enzima hemooxigenasa, en el paso del Hem a bilirrubina, al sustituir el hierro en las configuraciones mesoporfirin y protoporfirin con estaño, cromo, zinc o manganeso. La revisión Cochrane 2003 concluye que las metaloporfirinas pueden disminuir los niveles de BST y la necesidad de FT, pero los efectos a largo plazo son desconocidos. Insuficientes datos para recomendar su uso de rutina. Su empleo debe ser reservado para neonatos con especial riesgo de encefalopatía inducida por bilirrubina o que participan en estudios clínicos.

Fenobarbital. Actúa como inductor enzimático, favoreciendo a nivel del hepatocito la captación, glucuronoconjugación y excreción de la bilirrubina. Su acción tarda en iniciarse hasta tres días, por lo que se indica en algunos prematuros, síndrome de Crigler-Najjar, y por su efecto colerético en el síndrome de la bilis espesa, tanto de forma profiláctica (hemólisis grave) como terapéutica. La dosis es de 10 mg/kg/día y se vigilará la depresión neurológica y el riesgo de aspiración alimentaria. Quelantes. Actúan impidiendo la nueva absorción de bilirrubina al interferir el círculo enterohepático. El más recomendado es el agar al 1%, por vía oral. Los enemas o supositorios de glicerina facilitan la evacuación del meconio y las heces, interfiriendo en el círculo enterohepático y pueden ser útiles especialmente en los prematuros.

Seroalbúmina. Fija la bilirrubina indirecta libre. Está indicada antes de la exanguinotransfusión o si existe hipoalbuminemia, especialmente en el prematuro extremo. Se administra a la dosis de 1 g/kg y está contraindicada si la PVC está elevada.

5. METODOLOGIA

5.1   TIPO DE ESTUDIO

Se realizó un estudio transversal, descriptivo, de tipo cuali - cuantitativo

5.2   TIPO DE DISEÑO

No experimental

5.3 AREA DE ESTUDIO:

Servicio de Neonatología del departamento de Pediatría del Hospital Obrero # 2 Caja Nacional de Salud (Avenida Blanco Galindo Km. 5 1/2)

5.4 UNIVERSO:

Todos los neonatos que nacidos en el Hospital Obrero N°2, en el periodo comprendido entre Octubre y Diciembre 2015.

5.5 MUESTRA

Neonatos de ambos sexos de 35 o más semanas de gestación, nacidos en el Hospital Obrero N°2, en el periodo comprendido entre Octubre y Diciembre 2015, y que cumplan con los criterios de inclusión.

5.6 TIPO DE MUESTREO

Muestreo no probabilístico – por conveniencia

5.7 NUMERO DE INVESTIGADORES

1

5.8. FUENTE DE LA INVESTIGACION

La información para la presente investigación se obtuvo mediante la aplicación de una hoja de recolección de datos que recaba información sobre factores de riesgo maternos, neonatales y de eventos perinatales que podrían contribuir a la aparición de hiperbilirrubinemia en el recién nacido.

Se utilizó además exámenes de laboratorio (hematocrito, hemoglobina, grupo sanguíneo y factor RH) de muestra de sangre obtenida de cordón umbilical, se tomaron en cuenta los hallazgos en el examen físico del recién nacido y los valores de las mediciones transcutáneas de bilirrubina realizadas a intervalos determinados de tiempo.

5.9. HERRAMIENTAS UTILIZADAS

- Consentimiento informado
- Planilla de recolección de datos
- Historial clínico materno
- Exámenes complementarios (muestra de sangre de cordón):
    Grupo sanguíneo

    Factor RH

    Hematocrito

    Hemoglobina
- Bilirrubinometro transcutaneo "BiliCare" Distributed by natus
- Tablas de Bhutani
- Programas de Microsoft office: Excel, Word y Power point

5.10. PLAN DE TABULACION Y ANALISIS

Durante el periodo de tiempo en el que se realizó el presente estudio (entre Octubre y Diciembre 2015), nacieron un total de 628 neonatos, siendo excluidos de este universo 291 neonatos, por las siguientes razones: Ser prematuro menor de 35 semanas de edad gestacional, ser hospitalizado poco después del nacimiento, no contar con toda la información necesaria para completar de forma adecuada la planilla de recolección de datos sobre factores de riesgo, por no haberse completado el número de mediciones de bilirrubina transcutanea requerida para la realización de este estudio y por negarse a participar del mismo. La muestra de este estudio está conformada por 337 neonatos.

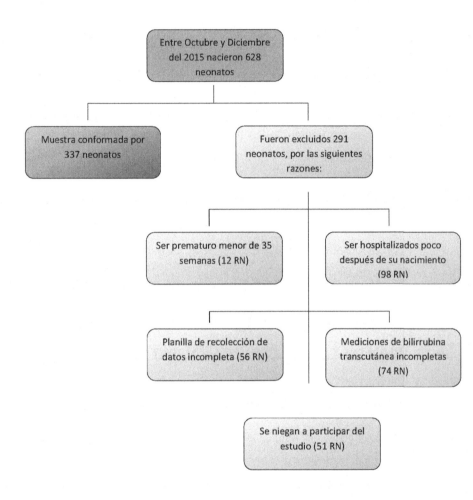

Las planillas de recolección de datos fueron llenadas poco después del nacimiento, completando las mismas con los datos obtenidos de la revisión del historial clínico materno, protocolo del nacimiento, examen físico del recién nacido, resultados de laboratorio (HTO, Hb, Grupo sanguíneo y factor RH) y una entrevista estructurada con la madre del neonato dirigida a recabar antecedentes de importancia sobre el tema de estudio, todo esto previa autorización y consentimiento informado por escrito.

Posteriormente, de acuerdo al protocolo de estudio, los pacientes que contaban con la planilla de recolección de datos debidamente completada fueron sometidos a mediciones de bilirrubina transcutánea a intervalos determinados de tiempo (12 horas, 24 horas, 36 horas, 2° día, 3° día, 4° día, 5° día, 6° día y 7° día de vida).

Se tabularon los datos obtenidos, y se agruparon a los neonatos en 2 grupos: 1) Riesgo Intermedio-Alto y Riesgo Alto 2) Riesgo Intermedio-Bajo y Riesgo Bajo, según la nomenclatura existente en las Tablas de Bhutani y tomando en cuenta las recomendaciones de La Academia Americana de Pediatría. Se identificaron las relaciones existentes entre los factores de riesgo y la probabilidad de desarrollar hiperbilirrubinemia severa, se realizaron gráficos que responden con los objetivos del trabajo mediante el programa de Microsoft Excel y se desarrolló un instrumento de predicción para la detección de neonatos en riesgo de padecer hiperbilirrubinemia severa.

- **Criterios de inclusión:**

- Neonatos de 35 o más semanas de gestación.

- Neonatos que se encuentren bajo observación en alojamiento conjunto por lo menos 24 horas.

- Neonatos en los que se haya completado la planilla de recolección de datos.

- Neonatos que cuenten con todas las mediciones de bilirrubina transcutanea.

- **Criterios de exclusión:**

- Neonatos pretérminos menores de 35 semanas de gestación.

- Neonatos que no cumplan una estancia hospitalaria en alojamiento conjunto mínima   de 24 horas.

- Neonatos en los que no se haya podido completar la planilla de recolección de datos.

- Neonatos hospitalizados inmediatamente después de su nacimiento

- Neonatos a los que no se haya podido realizar todas las mediciones de bilirrubina transcutanea.

- **Variables independientes**
  - Edad madre (<20 años, 20-30 años, >30 años)
  - Sexo del neonato (Femenino, masculino)
  - Grupo sanguíneo y Factor RH (Madre y neonato)

- **Variables dependientes**
  - Paridad (Primigesta, Secundigesta, Multigesta)
  - Antecedente de infección materna en las últimas 2 semanas de gestación
  - Antecedente de hijo previo con Hiperbilirrubinemia
  - Patología materna (Diabetes, Hipotiroidismo)
  - Tipo de nacimiento (Cesárea, Parto)
  - Ligadura de cordón en parto (Precoz, tardía)
  - Uso de Oxitocina
  - Incompatibilidad de Grupo ABO

- Edad gestacional (< a 37 semanas, > a 37 semanas)
- APGAR (< o = a 6 al primer minuto)
- Pérdida de peso > al 10% antes del 7° día
- Policitemia
- Caput succedaneum
- Cefalohematoma
- Presencia de Fiebre (T° Axilar >37,5°c en al menos 2 oportunidades en 7 días)
- Eliminación de Meconio (Antes de 12 horas, después de 12 horas)
- Alimentación (Lactancia materna exclusiva, lactancia materna + formula maternizada)

6. RESULTADOS

- **Clasificar a los neonatos en grupos de riesgo para desarrollo de hiperbilirrubinemia severa según el Normograma de Bhutani.**

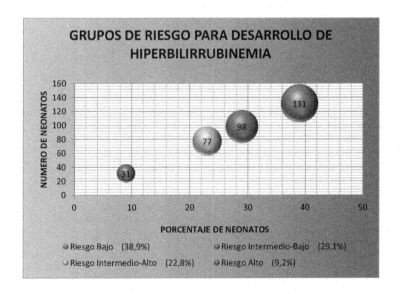

En la presente investigación fueron incluidos 337 neonatos, durante el periodo de seguimiento se realizó mediciones de bilirrubina transcutánea (BTC) y de acuerdo con los valores que proporcionaba esta prueba en los primeros 7 días de vida se los pudo clasificar en diferentes zonas de riesgo de acuerdo al Normograma de Bhutani. El 38,9% de los neonatos (131 RN) se encuentran en la zona de Riesgo Bajo, el 29,1% de los neonatos (98 RN) se encuentran en la zona de Riesgo Intermedio-Bajo; 77 neonatos (22,8%) se encuentra en la zona de Riesgo Intermedio-Alto y 31 neonatos (9,2%) se encuentran en la Zona de Alto Riesgo.

De los 337 neonatos incluidos en el estudio el 32% (108 RN) se encuentran (de acuerdo a Normograma de Bhutani) entre la Zona de Riesgo Intermedio-Alto y Zona de Alto Riesgo para desarrollar hiperbilirrubinemia severa.

- **Describir la relación entre las horas de vida del recién nacido y la presentación de valores de bilirrubina con Riesgo Intermedio-Alto y Riesgo Alto de Hiperbilirrubinemia severa según Normograma de Bhutani.**

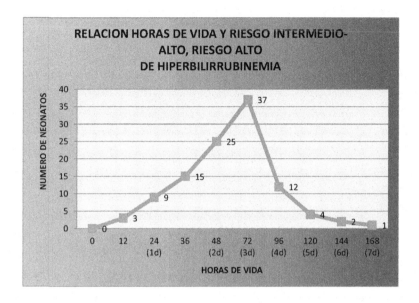

De los 337 neonatos incluidos en el estudio, 108 (32%) presentaron valores de bilirrubina transcutánea que de acuerdo al Normograma de Bhutani, los posiciona en la Zona de Riesgo Intermedio-Alto y Zona de Alto Riesgo para desarrollar hiperbilirrubinemia severa.

En el grafico trazado se observa que es más frecuente que el neonato presente valores de bilirrubina dentro de estas zonas de riesgo entre las 48 y 72 horas, que corresponden al segundo y tercer día de vida del recién nacido, en este periodo de tiempo se han agrupado 62 neonatos que representan el 57,4% de los neonatos con riesgo de desarrollar hiperbilirrubinemia severa.

- Identificar factores de riesgo maternos para la ocurrencia de hiperbilirrubinemia neonatal.

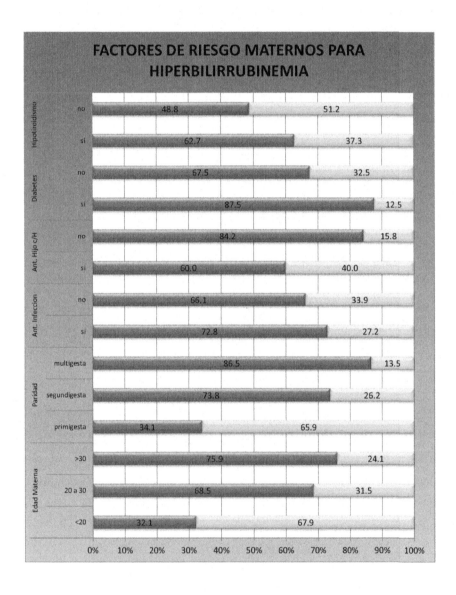

(CARACTERISTICAS DE LA POBLACION ESTUDIADA)

EDAD MATERNA	MENOR DE 20 AÑOS		ENTRE 20 Y 30 AÑOS		MAYOR A 30 AÑOS		TOTAL
	28	8,3%	197	58,5%	112	33.2%	337
PARIDAD	PRIMIGESTA		SEGUNDIGESTA		MULTIGESTA		TOTAL
	85	25,2%	141	41,8%	111	33%	337

	SI		NO		TOTAL
ANTECEDENTE DE INFECCION	92	27,3%	245	72,7%	337
ANTECEDENTE DE HIJO CON HIPERBILIRRUBINEMIA	50	19,8%	202	80,2%	252
DIABETES	8	2,4%	329	97,6%	337
HIPOTIROIDISMO	22	6,5%	315	93,5%	337

Se observa que 67,9% de los neonatos hijos de madres menores de 20 años de edad tienen riesgo de desarrollar hiperbilirrubinemia severa, en comparación de los neonatos hijos de madres mayores de 20 años, particularmente en relación con las madres mayores de 30 años que tienen un menor porcentaje de neonatos en riesgo 24,1%.

De forma similar las madres primigestas tienen mayor porcentaje de neonatos con riesgo de hiperbilirrubinemia 65,9%, el riesgo disminuye de forma importante en el caso de las segundigestas 26,2%, y se reduce a 13,5% para las multigestas.

En cuanto al antecedente de infección, existió un mayor porcentaje de neonatos con riesgo de hiperbilirrubinemia severa en los hijos de madres sin antecedentes infecciosos 33,9%.

El 40% de los neonatos con el antecedente de tener un hermano con hiperbilirrubinemia se encontraron en riesgo de desarrollarla.

En cuanto a las patologías maternas el 12,5% de los neonatos hijos de madre con diabetes desarrollaron riesgo de hiperbilirrubinemia y el 37,5% de los neonatos hijos de madre con hipotiroidismo.

- Determinar factores de riesgo perinatales para el desarrollo de hiperbilirrubinemia   neonatal.

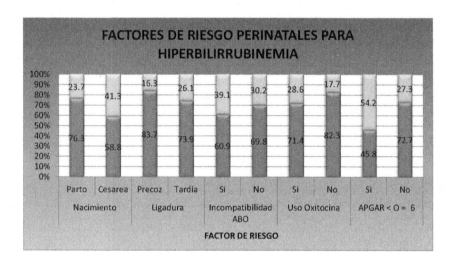

(CARACTERISTICAS DE LA POBLACION ESTUDIADA)

NACIMIENTO	PARTO		CESAREA		TOTAL
	177	52,5%	160	47,5%	337

INCOMPATIBILIDAD DE GRUPO ABO	SI		NO		TOTAL
	69	20,5%	268	79,5%	337

APGAR < o = 6 AL 1° MINUTO	SI		NO		TOTAL
	59	17,5%	278	82,5%	337

USO DE OXITOCINA EN PARTO	SI		NO		TOTAL
	98	55,4%	79	44,6%	177

LIGADURA DE CORDON EN PARTO	PRECOZ		TARDIA		TOTAL
	43	24,3%	134	75,7%	177

El 41,3% de los neonatos obtenidos por cesárea se encuentran en la Zona de Riesgo Intermedio-Alto y Riesgo Alto de desarrollar hiperbilirrubinemia severa, en comparación de los neonatos obtenidos por parto, de los cuales el 23,7% presentaron este riesgo. En cuanto a la ligadura de cordón realizada después del parto existe un mayor porcentaje de neonatos en riesgo de desarrollar hiperbilirrubinemia severa cuando la ligadura de cordón es realizada de forma tardía 26,1% frente a 16,3% en la ligadura precoz.

El 39,1% de los neonatos con incompatibilidad de Grupo ABO se encuentran en la Zona de Riesgo Intermedio-Alto y Riesgo Alto de hiperbilirrubinemia severa.

El 28,7% de los neonatos obtenidos por parto con uso de oxitocina presentaron riesgo para hiperbilirrubinemia severa.

El 54,2% de los neonatos con APGAR igual o menor de 6 al primer minuto de nacimiento, presentaron valores de bilirrubina con Riesgo Intermedio-Alto y Riesgo Alto de hiperbilirrubinemia severa.

- Señalar factores de riesgo neonatales para el desarrollo de hiperbilirrubinemia.

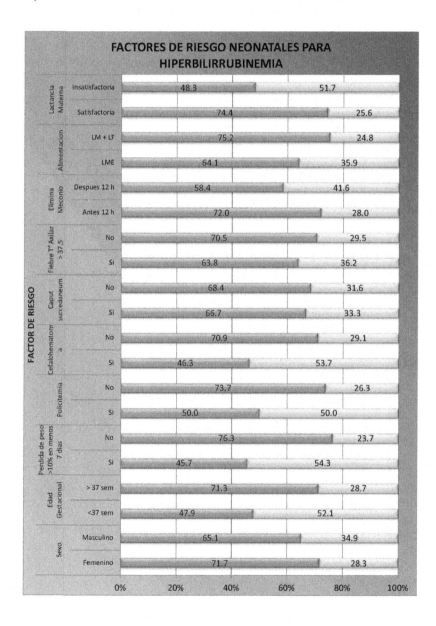

(CARACTERISTICAS DE LA POBLACION ESTUDIADA)

SEXO	FEMENINO		MASCULINO		TOTAL
	145	43%	192	57%	337
EDAD GESTACIONAL	< A 37 SEMANAS		>A 37 SEMANAS		TOTAL
	48	14,3%	289	85,7%	337
PERDIDA DE PESO >10% ANTES DEL 7° DIA	SI		NO		TOTAL
	92	27,3%	245	72,7%	337
POLICITEMIA	82	24,3%	255	75,7%	337
CEFALOHEMATOMA	41	12,2%	296	87,8%	337
CAPUT SUCCEDANEUM	87	25,8%	250	74,2%	337
FIEBRE	130	38,6%	207	61,4%	337
ELIMINACION DE MECONIO	ANTES DE PRIMERAS 12 HORAS		DESPUES DE 12 HORAS		TOTAL
	236	70%	101	30%	337
ALIMENTACION	LACTANCIA MATERNA EXCLUSIVA		LACTANCIA MATERNA + FORMULA MATERNIZADA		TOTAL
	220	65,3%	117	34,7%	337
LACTANCIA MATERNA EXCLUSIVA	SATISFACTORIA		INSATISFACTORIA		TOTAL
	133	60,5%	87	39,5%	220

El 34,9% de los neonatos de sexo masculino se encuentran en la Zona de Riesgo Intermedio-Alto y Riesgo Alto para desarrollo de hiperbilirrubinemia severa, en comparación de 28,3% para el sexo femenino.

El 52,1% de los neonatos con edad gestacional menor a las 37 semanas presentaron riesgo de hiperbilirrubinemia severa, en comparación a los neonatos mayores de 37 semanas 28,7%.

El 54,3% de los neonatos que tuvieron una pérdida de peso mayor al 10% antes del séptimo día de vida presentaron riesgo para hiperbilirrubinemia, en comparación de los neonatos que no superaron este porcentaje de pérdida de peso de los cuales el 23,7% presentaron riesgo para hiperbilirrubinemia severa.

El 50% de los neonatos con policitemia presentaron valores de bilirrubina dentro de las zonas de Riesgo Intermedio-Alto y Riesgo Alto para desarrollo de hiperbilirrubinemia severa.

El 53,7% de los neonatos con cefalohematoma y el 33,3% de los neonatos con caput succedaneum desarrollaron riesgo de hiperbilirrubinemia severa.

El 36,2% de los neonatos que presentaron fiebre y el 29,5% de los que no presentaron fiebre se encuentran en la zona de Riesgo Intermedio-Alto y Riesgo Alto para desarrollo de hiperbilirrubinemia severa.

En cuanto a la eliminación de meconio el 41,6% de los neonatos que presentaron la primera eliminación de meconio después de las 12 horas de vida desarrollaron riesgo para hiperbilirrubinemia severa.

El 35,9% de los neonatos alimentados por lactancia materna exclusiva desarrollaron el riesgo de hiperbilirrubinemia. El 51,7% de los neonatos alimentados por lactancia materna exclusiva siendo esta insatisfactoria desarrollaron riesgo para hiperbilirrubinemia severa.

- Establecer el Riesgo Relativo (RR) y Odds Ratio (OR) de los factores de riesgo identificados en la población estudiada.

FACTOR DE RIESGO		ODDS RATIO	RIESGO RELATIVO
Edad materna	< 20 años	5,22	2,36
	20 a 30 años	0,94	0,96
	< 30 años	0,56	0,66
Sexo del neonato	Masculino	1,3	1,2
	Femenino	0,73	0,8
Paridad	Primigesta	7,42	3,19
	Segundigesta	0,62	0,72
	Multigesta	0,22	0,32
Antecedente de infección materna las últimas 2 semanas de gestación	Si	0,72	0,8
Antecedente de hijo previo con Hiperbilirrubinemia	Si	3,5	2,5
Patología materna	Diabetes	0,29	0,3

	Hipotiroidismo	0,6	0,7
Tipo de nacimiento	Parto	0,4	0,6
	Cesárea	2,2	1,7
Ligadura de cordón en parto	Precoz	0,5	0,6
	Tardía	1,8	1,6
Uso de Oxitocina	Si	1,8	1,6
Incompatibilidad de Grupo ABO	Si	1,87	1,5
Edad gestacional	< A 37 semanas	2,7	1,8
	> A 37 semanas	0,3	0,55
APGAR (< o = a 6 al primer minuto, depresión neonatal)	Si	3	1,9
Pérdida de peso > al 10% antes del 7° día	Si	3,8	2,3
	No	0,2	0,4
Policitemia	Si	2,8	1,9
Caput succedaneum	Si	1,08	1,05
Cefalohematoma	Si	2,8	1,9
Presencia de Fiebre	Si	1,35	1,3
Eliminación de Meconio	Antes de 12	0,54	0,67

	horas		
	Después de 12 horas	1,8	1,5
Alimentación	Lactancia materna exclusiva	1,7	1,4
	Lactancia materna + formula maternizada	0,58	0,7
Lactancia Materna Exclusiva	Insatisfactoria	3,1	2,02
	Satisfactoria	0,32	0,5

- Elaborar instrumento predictivo de hiperbilirrubinemia neonatal.

Neonatal		
Genero	Masculino	1
	Femenino	0
Edad Gestacional	<37 sem	2
	>37 sem	0
Perdida de Peso >10 kg primeros 7 dias		2
Policitemia		2
Fiebre		1
ncia materna insatisfactoria		2
Cefalohematoma		2
Eliminacion Meconio	<12 hrs	0
	>12 hrs	2
Maternos		
Edad	<20 años	2
	> 20 años	0
Paridad	Primigesta	3
Antecedente de hijo previo con hiperbilirrubinemia		2
Perinatales		
Nacimiento	Cesarea	2
	Parto	0
Ligadura de cordon	Tardia	2
	Temprana	0
Incompatibilidad ABO		2
Uso Oxitocina		2
APGAR	>6	0
	<6	2

La tabla anterior resume los factores de riesgo más relevantes que fueron estudiados, se otorga un puntaje a cada uno de ellos tomando en cuenta el cálculo de su riesgo relativo. El puntaje mínimo que se puede obtener es 0 puntos y el máximo 31 puntos.

El siguiente paso para poder utilizar la tabla anterior como un instrumento de predicción de hiperbilirrubinemia es aplicar esta en neonatos con el diagnostico de hiperbilirrubinemia neonatal ya establecido y encontrar los puntos de corte para los factores de riesgo, calculando sensibilidad y especificidad de cada puntuación posible para lograr una validación interna del instrumento y posteriormente aplicarla en otro ambiente para la validación externa.

7. ANALISIS Y DISCUSION

En una primera instancia se ha recabado información sobre la prevalencia de hiperbilirrubinemia neonatal en nuestro servicio durante la gestión 2015, los resultados obtenidos apuntan a que cerca de la tercera parte de las hospitalizaciones en la unidad de terapia intensiva neonatal del HON°2-CNS son causadas por esta patología (31,5%). Consultada la literatura, se constata que el porcentaje de hospitalizaciones atribuidas a esta patología es alta (alrededor del 25% al 38%). Dentro de nuestro estudio este trastorno es uno de las tres entidades clínicas más frecuentes en la edad neonatal (junto con la sepsis y la dificultad respiratoria) y una de las primeras causas de morbilidad neonatal en las unidades de cuidados intermedios.

El Normograma de Bhutani es un instrumento de apoyo para tomar decisiones, ya que permite reflexionar sobre potenciales evoluciones de mayor o menor riesgo en nuestros pacientes, en nuestro estudio específicamente nos permitió clasificar a los neonatos de la muestra en subgrupos que representan zonas de riesgo para el desarrollo de hiperbilirrubinemia severa y pudimos identificar a 108 neonatos (32% de la muestra) que se encontraron dentro de las zonas de Riesgo Intermedio-Alto y Riesgo Alto para hiperbilirrubinemia, posteriormente se pudo relacionar a los neonatos incluidos en esta categoría con los factores de riesgo identificados. Es sumamente importante la clasificación del neonato en las respectivas zonas de riesgo según las horas de vida y los valores de bilirrubina porque es a partir de este punto en que haciendo hincapié en los factores de riesgo podemos definir una conducta terapéutica y poder evitar las complicaciones que resultarían de un diagnóstico y tratamiento retardados.

La literatura hace hincapié principalmente sobre algunos factores de riesgo para el desarrollo de hiperbilirrubinemia neonatal, por ejemplo describe que la hiperbilirrubinemia se distribuye con mayor frecuencia en aquellos neonatos cuyas madres tuvieron un hijo previamente con hiperbilirrubinemia, en nuestro estudio obtuvimos el mismo hallazgo y observamos que estos neonatos presentaron 2,5 veces más riesgo de desarrollar hiperbilirrubinemia.

También se ha hablado bastante sobre el efecto del uso de oxitocina en el desarrollo de hiperbilirrubinemia, con resultados opuestos, existen estudios que indican que es una factor de riesgo importante que incrementa el riesgo de hiperbilirrubinemia hasta en 2,5 veces. Al respecto nuestro estudio nos brinda un dato un poco más discreto con un riesgo relativo de 1,6. Con respecto al sexo del neonato, diversos estudios indican que los neonatos de sexo masculino tienen mayor predisposición a desarrollar hiperbilirrubinemia, en nuestro estudio se pudo constatar esta influencia pero con valores no tan altos como indican otros estudios, ya que los neonatos de sexo masculino presentaron 1,2 veces más probabilidad de desarrollar hiperbilirrubinemia

Se ha recalcado mucho la influencia de la edad gestacional para el desarrollo de hiperbilirrubinemia, esto también se ha podido verificar en nuestro estudio en el cual los neonatos menores de 37 semanas de gestación tuvieron 1,8 más probabilidades de desarrollar hiperbilirrubinemia, valor similar a la que indica la literatura revisada.

Existen otros factores que aunque no hayan sido tan profundamente estudiados en otros estudios como los factores previamente mencionados, resaltaron durante la realización del presente trabajo. Por ejemplo la edad materna represento un factor de riesgo importante ya que los neonatos hijos de madres menores de 20 años presentaron 2,36 veces más riesgo para desarrollar hiperbilirrubinemia y la edad materna mayor a 30 años llega a figurar como un factor protector RR 0,66. Los neonatos hijos de madres primigestas tienen 3,19 veces más probabilidades de presentar hiperbilirrubinemia, valor que disminuye a la par del incremento de paridad.

El antecedente materno de infección materna o patología materna (diabetes, hipotiroidismo) aparentemente no influyo en el desarrollo de hiperbilirrubinemia neonatal, esto debe ser considerado con precaución por la pequeña cantidad de madres con estos antecedentes que se encuentran en la muestra, puesto que el estudio se realizó en una población pequeña.

En cuanto al modo de nacimiento del neonato se observa que los neonatos obtenidos por cesárea tienen 1,7 veces más riesgo de desarrollar hiperbilirrubinemia, comparado con los obtenidos por parto que con un RR de 0,6 califica como factor protector.

Últimamente existe una corriente a favor de la ligadura tardía de cordón debido a los beneficios que la realización de esta técnica ofrece al neonato, sin intención de involucrarnos con los beneficios de la técnica, se pudo observar en el presente estudio que estos neonatos tienen 1,6 veces más riesgo de desarrollar hiperbilirrubinemia.

La incompatibilidad de grupo ABO fue verificada únicamente por la discrepancia entre el grupo sanguíneo de la madre y del neonato, no se realizaron pruebas de hemolisis debido a que esto iba en contra de los principios conservadores y poco invasivos que tiene este estudio respecto al recién nacido. Dicho esto La incompatibilidad de Grupo ABO obtuvo un RR de 1,5. Durante el tiempo de estudio no se registró Incompatibilidades de Factor RH, por lo cual este factor de riesgo no figura entre nuestros resultados.

La pérdida de peso denominada patológica (es decir la que se encuentra por encima del valor esperado para los días de vida) incremento el riesgo de que un neonato presente hiperbilirrubinemia en 2,3 veces.

La policitemia y la presencia de cefalohematoma incrementan el riesgo en 1,9 y 1,84 respectivamente, estos valores son altos por los que deben ser valorados con cuidado. La presencia de fiebre en el recién nacido, delimitada como una temperatura axilar de 37,5°c en al menos 2 oportunidades en cualquier momento durante los primeros 7 días de vida muestra un RR de 1,3.

El tener un APGAR al minuto igual o menor a 6 compatible con una depresión leve que haya requerido o no alguna maniobra de reanimación incrementa el riesgo de hiperbilirrubinemia en 3,3.

Llama la atención que la lactancia materna exclusiva incrementa el riesgo de que un neonato desarrolle hiperbilirrubinemia en 1,4 veces, al respecto la literatura es muy contradictoria indicando por un lado que la lactancia materna desencadena una serie de mecanismos que incrementan la producción de bilis y por otro lado que favorecen a la eliminación de esta, a mi parecer es importante diferenciar si la lactancia materna exclusiva es satisfactoria o no, es por esto que se realizó una escala de Likert para estimar si la lactancia materna fue o no satisfactoria, después de desarrollar esta definición se pudo determinar que los neonatos que reciben lactancia materna exclusiva definida como insatisfactoria posee 2,02 veces más riesgo de desarrollar hiperbilirrubinemia y la lactancia materna exclusiva satisfactoria figura como factor protector RR 0,5.

De acuerdo a todo lo anterior y con el objetivo de crear un instrumento predictor de hiperbilirrubinemia se ha tomado en cuenta los siguientes factores de riesgo: Edad materna menor a 20 años, ser hijo primogénito, tener un hermano con hiperbilirrubinemia, haber nacido por cesárea, haber nacido por parto con oxitocina y/o ligadura de cordón tardía, presentar incompatibilidad de Grupo ABO, APGAR <o= 6 al primer minuto, ser de sexo masculino, ser prematuro, tener una pérdida de peso patológica, tener policitemia, eliminar meconio después de las primeras 12 horas de vida y ser alimentado por lactancia materna exclusiva de forma insatisfactoria.

El instrumento predictor desarrollado antes de su uso debe ser validado en estudios posteriores, primero mediante una validación interna y posteriormente de forma externa, una vez validado nos servirá de guía para poder identificar a los neonatos que se encuentran en riesgo de desarrollar hiperbilirrubinemia y tomar conductas.

8. CONCLUSIONES

• Aproximadamente la tercera parte de los recién nacidos pueden desarrollar una hiperbilirrubinemia clasificada como de "Alto riesgo" o de "Riesgo Intermedio-Alto" en algún momento durante la primera semana de vida, es decir 1 de cada 3 neonatos que cursan sus primeros 7 días de vida podría presentar hiperbilirrubinemia significativa.

• Es más frecuente que los neonatos presenten Hiperbilirrubinemia clasificada como de "Alto riesgo" o de "Riesgo Intermedio-Alto" entre el segundo y tercer día de vida, por lo que se debe prestar mayor atención al valorar a neonatos que se encuentren en este rango etario.

- Los factores de riesgo maternos más influyentes para el desarrollo de hiperbilirrubinemia fueron la edad materna menor a 20 años, ser madre primigesta y tener el antecedente de un hijo con hiperbilirrubinemia, siendo entre estos el más sobresaliente el ser madre primigesta.

- Entre los factores de riesgo perinatales la cesárea, la ligadura tardía de cordón, la incompatibilidad de grupo ABO, el uso de oxitocina y el APGAR $< 0 = $ a 6 influyeron en el desarrollo de hiperbilirrubinemia, siendo entre estos el más llamativo la presencia del APGAR menor o igual a 6.

- De los factores de riesgo neonatales para desarrollo de hiperbilirrubinemia los más significativos fueron la lactancia materna exclusiva insatisfactoria, la pérdida de peso patológica, la prematurez, el sexo masculino, la policitemia, los cefalohematomas, la eliminación de meconio posterior a las 12 horas de vida.

- La lactancia materna exclusiva puede jugar un papel tanto de factor protector como para incrementar el riesgo de presentar hiperbilirrubinemia, dependiendo de las características que esta posea.

- La evolución del recién nacido también nos proporciona datos importantes sobre la probabilidad de desarrollo de hiperbilirrubinemia, se debe prestar principal atención a la pérdida de peso denominada patológica, es decir cuando esta es mayor al 10% en menos de 7 días de vida. Otro dato importante es el tiempo que demora el neonato en presentar su primera deposición, ya que si esta es posterior a las 12 horas de vida incrementa el riesgo de hiperbilirrubinemia.

- Es importante la realización de laboratorio (mediante toma de muestra de sangre de cordón) en el neonato para detectar los casos de policitemia y realizar la tipificación sanguínea para la detección de incompatibilidades de Grupo o Factor.

- El uso del bilirrubinometro transcutaneo presenta muchos beneficios, evita las dolorosas punciones y el estrés que este ocasiona en los padres del recién nacido, tiene buena aceptación entre los padres y a la larga representaría un ahorro económico comparando con los costos habituales de la bilirrubina sérica.

9. RECOMENDACIONES:

- Considerar los factores de riesgo para hiperbilirrubinemia en cada recién nacido desde el momento de su nacimiento, es decir que en cuanto se reciba al niño se debería realizar una búsqueda de factores de riesgo maternos y perinatales.
- Realizar seguimiento cercano a los neonatos durante su evolución para pesquizaje de factores de riesgo neonatales.
- Es importante no considerar cada uno de estos factores por separado y recordar que el desarrollo de hiperbilirrubinemia va a ser resultado de una serie de factores de riesgo que actúan con mayor o menor intensidad en cada neonato y que se suman para desencadenar hiperbilirrubinemia.
- Realizar de rutina tipificación de grupo sanguíneo y factor RH, además de HTO y Hb, en todos los recién nacidos obteniendo sangre de cordón.
- Realizar de rutina una medición de bilirrubina entre el segundo y tercer día de vida.
- Implementar el uso de bilirrubinometro transcutaneo en los servicios de neonatología.

- Realizar estudios comparativos de los valores de bilirrubina transcutánea y sérica.

- Realizar trabajos de validación interna y externa del instrumento predictivo creado.

ANEXOS

Consentimiento Informado para Participantes de Investigación

FACTORES PREDICTIVOS DE HIPERBILIRRUBINEMIA NEONATAL

El propósito de esta ficha de consentimiento es proveer a los participantes en esta investigación de una clara explicación sobre el fenómeno a estudiar y de la naturaleza de la investigación que se realizara, así como de su rol en ella como participantes.

La presente investigación es conducida por la Dra. Cinthia Peredo Rojas (Médico Residente de 3° año de la especialidad de Pediatría). La meta de este estudio es detectar los factores de riesgo que podrían predecir el desarrollo de hiperbilirrubinemia neonatal.

La ictericia clínica es un concepto que hace referencia a la coloración amarillenta de piel y mucosas, ocasionada por la impregnación de la piel por la bilirrubina. Las causas de ictericia neonatal son múltiples. La ictericia en la mayoría de los casos es benigna, pero por su potencial neurotoxicidad, debe ser monitorizada muy de cerca para identificar neonatos que pueden desarrollar hiperbilirrubinemia severa que constituye una situación peligrosa que conlleva riesgos importantes. La toxicidad en el sistema nervioso causada por la bilirrubina es aún una importante amenaza, y tanto el kernicterus (ictericia nuclear) como las alteraciones auditivas son secuelas graves, y muchas veces incapacitantes, por lo tanto esta patología debe vigilarse cuidadosamente.

Si usted acepta participar en este estudio, debe cumplir con lo siguiente: Debe responder preguntas en una entrevista, debe acudir al hospital cada dia para que su neonato sea valorado, se realizara control de peso, temperatura axilar y mediciones de bilirrubina transcutánea a su recién nacido de forma diaria durante su primera semana de vida.

La participación en este estudio es estrictamente voluntaria. La información que se recoja será confidencial y no se usará para ningún otro propósito fuera de los de esta investigación.

Si tiene alguna duda sobre este proyecto, puede hacer preguntas en cualquier momento durante su participación en él. Igualmente, puede retirarse del proyecto en cualquier momento sin que eso lo perjudique en ninguna forma. Si alguna de las preguntas durante la entrevista le parecen incómodas, tiene usted el derecho de hacérselo saber al investigador o de no responderlas.

Desde ya le agradecemos su participación.

Acepto participar voluntariamente en esta investigación.

Nombre del Participante   Firma del Participante   Fecha

FACTORES PREDICTIVOS DE HIPERBILIRRUBINEMIA NEONATAL

HOJA DE RECOLECCION DE DATOS

NOMBRE Y APELLIDO PADRE:

_____

NOMBRE Y APELLIDO MADRE:

_____

TELEFONOS DE REFERENCIA:

_____

ANTECEDENTES MATERNOS Y PERINATALES:

EDAD MADRE:	años	
GRUPO SANGUINEO :		
FACTOR RH:		
FORMULA GINECO-OBSTETRICA	G: P:	
	C: A:	
	SI	NO
DIABETES:		
HIPOTIROIDISMO:		
ANTECEDENTE INFECCIOSO: (Las últimas 2 semanas)		
ANTECEDENTE DE HIJO CON HIPERBILIRRUBINEMIA		

		SI
NACIMIENTO	PARTO	
	CESAREA	
USO DE OXITOCINA EN PARTO		
LIGADURA DE CORDON EN PARTO	PRECOZ	
	TARDIA	
APGAR < O = 6 EL 1'		

DATOS DEL RECIEN NACIDO:

FECHA DE NACIMIENTO:		HORA DE NACIMIENTO:	
SEXO:	F	M	
EDAD GESTACIONAL: (Por Capurro)		semanas	
PESO AL NACER:			
PESO AL 2° DIA		% DE REDUCCION:	
PESO AL 5° DIA		% DE REDUCCION:	
PESO AL 7° DIA		% DE REDUCCION:	
GRUPO SANGUINEO:		FACTOR RH:	
HEMATOCRITO:	HEMOGLOBINA:		

EXAMEN FISICO Y EVOLUCION DEL RECIEN NACIDO

	SI		NO			
CEFALOHEMATOMA						
CAPUT SUCCEDANEUM						
FIEBRE						
ELIMINACION DE MECONIO ANTES DE 12 HORAS						
ELIMINACION DE MECONIO DESPUES DE 12 HORAS						
LACTANCIA MATERNA EXCLUSIVA	SI	NO	LACTANCIA MATERNA + FORMULA	SI	NO	

TIEMPO DE MEDICION	VALORES DE BILIRRUBINA TRANSCUTANEA
12 Horas	
24 Horas (1° DIA)	
36 Horas	
48 Horas (2° DIA)	
3° DIA	
4° DIA	
5° DIA	
6° DIA	
7° DIA	

ESCALA DE LIKERT

LACTANCIA MATERNA SATISFACTORIA

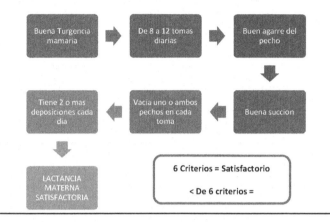

ESCALA DE LIKERT

ANTECEDENTE DE HERMANO CON HIPERBILIRRUBINEMIA

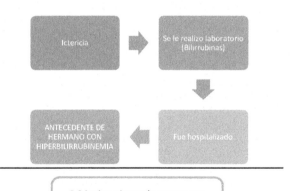

NORMOGRAMA DE BHUTANI

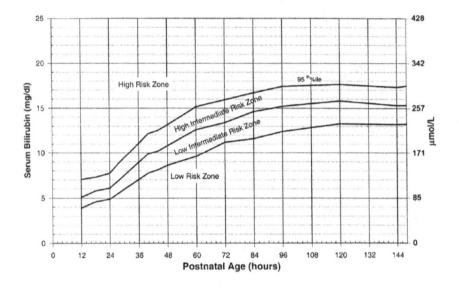

BIBLIOGRAFIA:

- Pediatrics January 2011, volumen 127 "Prospective Validation of a Novel Strategy for Assessing Risk of Significant Hyperbilirubinemia" Américo Gonçalves, Sandra Costa, Andreia Lopes, Gustavo Rocha, Maria Beatriz Guedes, Maria José Centeno, Jorge Silva, Maria Gorett Silva, Milton Severo, Hercília Guimarães

- El Sevier Medicina Universitaria, volumen 11 numero 45 "Prevalencia y factores de riesgo para hiperbilirrubinemia indirecta neonatal en un hospital universitario" José Alfredo Gallegos-Dávila a, Isaías Rodríguez-Balderrama a, Rogelio Rodríguez-Bonito a, Valdemar Abrego-Moya b, Gabriel Rodríguez-Camelo

- Novedades en Neonatologia FUNDASAMIN" Diciembre 2013, Año 5, Número 20 "La pesquisa pre-egreso de hiperbilirrubinemia neonatal grave identifica a los niños que requieren fototerapia" Bhutani VK, Stark AR, Lazzeroni LC, Poland R, Gourley GR, Kazmierczak S, Meloy L, Burgos AE, Hall JY, Stevenson DK. Initial Clinical Testing Evaluation and Risk Assessment for Universal Screening for Hyperbilirubinemia Study Group. J Pediatr 2013 Mar;162(3):477-482.e1

- Ictericia neonatal F. Omeñaca Teres, M. González Gallardo Servicio de Neonatología. Hospital Universitario La Paz. Madrid Pediatr Integral 2014; XVIII(6): 367-374

- GUÍA DE PRÁCTICA CLÍNICA Ped-52 Hiperbilirrubinemia Neonatal Año 2011 - Revisión: 0 Página 1 a 18 OSESAC

- HIPERBILIRRUBINEMIA EN EL RECIÉN NACIDO Ogas, Marcela del Valle; Campos, Andrea Campos y Ramacciotti, Susana. Servicio de Neonatología - Hospital Universitario de Maternidad y Neonatología. Facultad de Ciencias Médicas – UNC. Septiembre 2006.

- Ictericia neonatal - hiperbilirrubinemia indirecta: Leslie Ivonne Martínez de la Barrera, MD Pediatra neonatóloga Unidad de Recién Nacidos, Hospital El Tunal ESE Unidad de Recién Nacidos, Clínica Colombia, Colsanitas (Bogotá)   PRECP SCP CCAP Volumen 12 Número Paginas 38 -55.

- American Academy of Pediatrics. Subcomitte of Hiperbylirubinemia. Clinical practice guideline: management of Hyperbilirubinemia in the newborn infant 35 or more weeks of gestation. Pediatrics. 2004; 114: 297-316. Guía práctica para el diagnóstico y tratamiento de la hiperbilirrubinemia en recién nacidos con edad gestacional mayor a 35 semanas. - Rodríguez Miguélez JM, Figueras Aloy J.

- Ictericia neonatal. En: Protocolos de Neonatología. Asociación española de Pediatría. Sociedad Española de Neonatología. 2008; p. 371-373.

- "Hiperbilirrubinemia en el recién nacido a término" Miriam Martínez-Biargea, Alfredo García-Alixb Asosiacion Española de Pediatria Anales de Pediatria continuada Vol 3. Núm 5. Septiembre 2005.

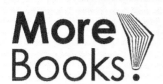
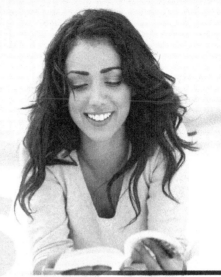

Printed by Printforce, United Kingdom